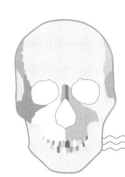

生命のスパークと
タクティル・センス
Spark of Life and Tactile Sense

オステオパシー頭蓋骨
テクニックへの誘い
An Introduction to the Osteopathic Cranial Technic

S.パリッシュ サーバッジュー 著
Saeed. Sarvatjoo

たにぐち書店

過去、現在、人間のタクティル・センスの力を越える診断器具は発見されていない。未来も、発見されないであろう。

まえがき

　1874年に、オステオパシー医学の創始者 A.T. スティル博士は、骨格矯正療法の重要性を説き、基本的な施術テクニックを紹介し、正式にオステオパシーを旗揚げした。

　オステオパシー医学では人間の骨格フレームは一つのユニットとして、数々の大小の骨と、形の違った数々の関節の組み合わせで成り立っている。オステオパシー医学において、頭蓋骨テクニックは、一つの独立した分野ではなく、一つのユニットである全身の骨格を調整するための一部分である。

　オステオパシー、カイロプラクティックおよび整体などの骨格矯正療法において、骨盤や脊柱等の一般的な関節のユガミを調整することによって、交感神経系の病変を治す事に専念していた。しかし、頭蓋骨テクニックの発見と研究によって、今までに手技療法では不可能であった副交感神経系の不調を調整することが可能になった。そして、今までに原因不明とされていた多くの副交感神経系の疾病の解消は頭蓋骨テクニックの臨床によって可能となった。

　頭蓋骨テクニックは、未だ発展途上の分野である。サザーランドは説いた理論を元に、各専門家の独自の研究によって、日々

様々な発見がなされている。

　世の中に様々な医療分野が存在している。しかし、すべての疾患を治せる万能の医療分野は決して存在しない。頭蓋骨テクニックもその例外ではない。研究と臨床によって不可能が可能になってくる。

　頭蓋骨のテクニックのすべての内容は、ビデオやテキストだけでは決して学習できない。縫合の正常な形状と反応を実際に触診し、経験を積めば異常な形態と鑑別できる。そして、異常な形態を調整することによって、起こっている症状を改善すれば、臨床経験が実現となる。

　本書では臨床テクニックを紹介していない。今までに他の書籍で紹介していなかった頭蓋骨テクニックの始まりとその理論と理念、そしてサザーランドが考案した基本的なテクニックを紹介している。なぜならば、基本をなくして応用は困難である。

　本書は、頭蓋骨テクニックの研究と発展のきっかけになれば幸いである。

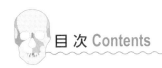

目次 Contents

第1章
オステオパシー頭蓋骨テクニックの始まり …… 9

- ●頭蓋骨テクニックは側頭骨の研究から始まった！ ………… 9
- ●セオリーが臨床で確認された！ ……………………………… 12
- ●頭蓋骨テクニックの効果がオステオパシー界に広がる！ … 13
- ●サザーランド博士のその他の研究 …………………………… 14
- ●地球内部の変化！！ …………………………………………… 14
- ●頭蓋骨の中心部とは？ ………………………………………… 15
- ●頭蓋骨テクニックは進化し続けている！ …………………… 17

第2章
頭蓋骨テクニックを理解するための基本的な知識 …… 19

- ●基礎知識その1
  解剖生理学および神経学と病理学等を学ぶこと ……………… 19
- ●基礎知識その2
  頭蓋骨の骨間（縫合間）の動きと
  骨内（骨自体）の動きを理解すること ……………………… 20

- ●基礎知識その3
  第一呼吸メカニズムの基本概念と
  脳脊髄液の循環作用を理解すること ……………… 25
  - ○第一呼吸と第二呼吸とは？ ……………………… 25
  - ○脳脊髄液とその循環ポンプ運動とは？ ……… 27

- ●基礎知識その4
  頭蓋骨と骨盤の緊密な関係を認識すること ……………… 30

- ●基礎知識その5
  頭蓋骨テクニックは
  オステオパシーの一部であることを理解すること ………… 35

- ●基礎知識その6
  頭蓋骨テクニックの効能を過信しないこと ……………… 35

- ●基礎知識その7
  頭蓋骨テクニックはどのような疾患に有効なのか？ ………… 36

- ●頭蓋骨テクニックを修得するには？ ……………………… 37

第3章
第一呼吸メカニズムおよび
脳脊髄液波動の触診体験 …… 41

- ●蝶形後頭結合部の屈曲及び伸展動作 …………………… 41
- ●頭蓋骨縫合触診の実際 ………………………………… 43
  - ○頭蓋レベルにおける触診体験 ……………… 43
- ●骨盤のレベルにおける第一呼吸メカニズムの動作触診 … 49
  - ○仙骨モーションメカニズムの触診 ……………… 49
  - ○仙骨モーションの触診体験 ……………… 49
- ●脳脊髄液波動の触診と治療 …………………………… 51

- ●脳脊髄液波動と
  スティル・ポイント(Still Point)について ……………… 57
- ●頭蓋骨テクニックの目的 ………………………………… 59

第4章
頭蓋骨障害の
一般的なタイプとその治療 …… 61

- ●頭蓋骨テクニックの目的 ………………………………… 61
- ●タクティル・センス　Tactile sense ……………… 62
- ●ビジアレーション　visualization ………………… 64
- ●脳脊髄液刺激テクニック
  Incitant Cerebrospinal Fluid Technic ……………… 65
- ●蝶形底テクニック　Sphenobasilar Technic ……… 67
- ●側頭骨錐体部テクニック
  Temporal petrous Technic ………………………… 69
- ●側頭下顎テクニック
  Temporo-Mandibular Technic ……………………… 72
- ●構造、またはモールディング(形成)テクニック
  Structural Technic (Molding Technic) …………… 75

第5章
頭蓋骨障害の外傷性タイプ …… 77

1) 前頭・頭頂タイプ　Fronto-Parietal Type …………… 78

2) 頭頂・側頭鱗タイプ　Parieto-Squamous Type ……… 81
3) 頭頂・前頭タイプ　Parieto-Frontal Type ………………… 83
4) 頭頂・後頭タイプ　Parieto-Occipital Type ……………… 85
5) 後頭・（側頭骨の）乳様突起タイプ
　Occipito-Mastoid Type ………………………………………… 87
6) 後頭・環椎タイプ　Occipito-atlantal Type ……………… 89
7) 片頭痛タイプ　Migraine Type ……………………………… 89
8) 歯科学的外傷タイプ　Dental Traumatic Type ………… 91
9) 顔面骨タイプ ………………………………………………………… 95
　○頬　骨　The Malar Bone ………………………… 95
　○上顎骨　The Maxillae ……………………… 98
　○口蓋骨　The Palate Bone ……………………… 99
　○篩　骨　The Ethmoid Bone …………… 100

第6章
頭蓋骨テクニックの臨床例 …… 101

●頭痛 ……………………………………………………………………… 101
●耳の後ろから、首にかけて痛む ………………………………… 102
●奥歯の痛み ……………………………………………………………… 102
●耳鳴り及びめまい …………………………………………………… 103
●頑固な肩こり …………………………………………………………… 107
●顔のゆがみ及び小顔 ………………………………………………… 108
●下顎関節症 ……………………………………………………………… 111

第1章
オステオパシー頭蓋骨テクニックの始まり

●頭蓋骨テクニックは側頭骨の研究から始まった！

　1898年、ちょうど20世紀になる2年前、オステオパシー頭蓋骨テクニックへの一番最初の思想が発見された。

　アメリカのミズーリ州北部ののカークスビル市（Kirksvile）の小さな教室で数人の若きドリームメーカーの学生達が集まって、将来の夢を語り合っていた時である。専門家になるため、オステオパシー医学の勉強をしていたその中の一人のドリームが、後に現実となる。その特別な時に彼のドリームはもはや確かな思想に変わっていた。

　当時、教室では頭蓋骨について研究していた。解剖学の教授が側頭骨について説明をしていた。側頭骨は頭蓋の骨の中で一番複合体の骨であるが、凄く興味深い骨であると若き学生が考えた。側頭骨は頭蓋骨の左右を構成し、平衡感覚を含む聴覚および三半規管（semicircular canals）を入れている。顔の筋肉

の表情（動き）を司る神経は側頭骨を通過する。それはまた神経節を受け入れ、顔面部及び頭皮の感覚神経も通過する。重要な頚動脈は側頭骨を通過して脳に血液や栄養を供給する。

　頭蓋骨の中の側頭骨の重要な骨の役割にいち早く気づいたのは、若きドリームメーカー、ウィリアム・ガーナー・サザーランド（William Garner Sutherland）であった。

　その日の朝は、勉強会において、彼は側頭骨を頭蓋骨から分離しようとした。当時は側頭骨を隣接している他の骨から分離できないと解剖学の教授から講義されていた。つまり、当時は、側頭骨は固定されていると思われていた。しかし、教授の供述は彼の研究への好奇心とスコティッシュ的な忍耐力を逆に引き起こしたのである。

　彼は当時のほぼすべての著明な解剖学の本を解読した。彼は解剖室にあった側頭骨の実際の人体模型を観察して研究した。そのとき、側頭骨の境界における一つの重要なことに注目した。

　側頭骨には内方と外方の二つのボーダー（境界）と、一つの小さな特異なピボット（中心点）がある。彼はこの中心点に注目した。もう一つの特徴として、ピボットの反対の斜面は魚のエラのようになっていることに彼が注目した。（イラスト１）

　なぜ、魚は呼吸する時に左右のエラを動かすのか？

　同時に、人間の頭蓋骨を形成する各骨の間は固定されたものではなく、様々な動きがあるはずだとサザーランドの頭に浮かんできたのである。

　側頭骨の特徴はこのように頭蓋骨の可動性のセオリーに影響

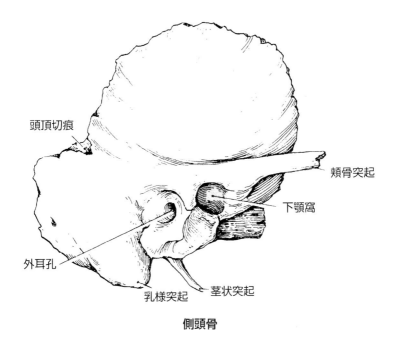

側頭骨

イラスト1

を与えた。

　サザーランドは頭蓋骨の縫合（骨と骨との連結部位）の可動性を確認するため、ポケットナイフによって側頭骨を隣接の骨から切り離そうとした。そのため、ナイフの先端を連結する部位（縫合）に差し込んで、ちょうど結合面（関節面）と思われる方向にナイフをバール（テコ）のように動かした。すると、結合面は見事に分離され、側頭骨は隣接の骨から分解されたのである。側頭骨の分離は彼にとって貴重な研究成果であった。

第1章　オステオパシー頭蓋骨テクニックの始まり

数日後、彼は分離した片側の側頭骨と頭蓋骨をもって解剖室に行き、それを教授と学生達に見せ、頭蓋骨のセオリーを説明したのである。

●セオリーが臨床で確認された！

サザーランドは1900年に卒業した後、頭蓋骨テクニックの臨床に専念し、頭蓋の各骨の間には可動性があるという異端なセオリーを臨床の現場で確認しようとした。頭蓋骨についてさらに研究を重ねるとともに彼を落胆させる出来事が何度もあったという。

手技医療において、臨床を行うには触診経験が大事なファクターとなるが、彼の友人たちは自分の頭を触診させてくれたという。しかし、研究をすればするほど頭蓋骨の奥深さに驚く。彼は頭蓋骨の動きをもっと確認するため、またそれを目で見えるような形で証明するために、様々な測定器具を駆使して呼吸時における頭蓋骨の測定を企んだ。彼は呼吸において頭蓋骨の直径や縫合間等に明確な変化が現れることを発見した。彼はさらに、呼吸と頭蓋骨の変化について特定の疾患、とりわけ頭痛、めまい及び消化器障害における頭蓋骨の変化の異変に気づいた。彼は自分の頭に衝撃を与え、実際に自分の頭蓋骨の縫合の動きの度合の変化を確認しようとした。彼は様々な経験と研究を重ね、自分の頭蓋骨の縫合の可動性の異常とそのリストア（可動性の正常化）のテクニックを身に付けたのである。

彼は自分の頭蓋骨で頭蓋骨の可動性を確認し、発見した頭蓋骨テクニックを大学で習っていたオステオパシーの基本概念と融合させ、日常の臨床で実施した。

　後に、彼の頭蓋骨テクニックの噂は、彼のクリニックがあったアメリカのミネソタ州（Minnesota）のマンケート市（Mankato）に広がることになる。

　片頭痛、顔面痙攣、癲癇（てんかん）、斜視、また産児障害における小児痙攣性麻痺等の治療に外科手術は主流だった当時は、彼が頭部を手と指で触るだけで治癒していたという。

　しかし、すべての患者にも効果があったわけではなかった。ある患者には即効性が現れ、ある患者には効果が遅く、またある患者には全く効果がなかったという。しかし、彼は日々の研究と臨床テクニックの開発によって治療効果をもっと上げるようになった。

●頭蓋骨テクニックの効果が　オステオパシー界に広がる！

　サザーランドの頭蓋骨テクニックの効果がオステオパシーの研究会で発表され広がることになる。徐々に数人のオステオパシーの専門家たちがサザーランドのこの画期的な療法を確かめるために彼の研究所を訪ねる。ある人は懐疑的で、ある人は研修と新たなヒーリングアートを習うために通った。当時、頭蓋骨テクニックを体験した彼らのすべてが、その効能性に感動し、

サザーランドのことをフェースヒーラー（Faith healer ＝ 真のヒーラー）と呼んだのである。彼らは自分たちのクリニックへ帰り、頭蓋骨テクニックをより深く理解するために、解剖学や生理学などの医学書で頭蓋骨の研究し、臨床テクニックを進めたのである。

　今日はほぼ、ほとんどのオステオパシー大学では頭蓋骨の理論と技法がカリキュラムの中に入り、現在は多くの専門家は世界中で研究と臨床を行い、頭蓋骨テクニックは今もなお、進化を続けている。

●サザーランド博士のその他の研究

　サザーランドの頭蓋骨の研究が徐々に深まることによって、多くの新発見を遂げることになる。彼は頭蓋の縫合と縫合間の動き、また骨自体のわずかな動きに注目した。さらに、脊柱を通して、頭蓋骨と骨盤の間にある連合動作を発見し、第一呼吸メカニズムを説いた。今日では、第一呼吸メカニズムは、頭蓋骨テクニックの重要なセオリーの一つとなっている。

●地球内部の変化！！

　地球内部の変化は、表面に伝わる。例えば、地球内部の地震によって地球の表面にも衝撃は伝達され亀裂等が起こる。頭蓋骨も同様である。頭蓋骨の内部に打撃があった場合は、その衝

撃が頭蓋骨表面の縫合に伝達され、縫合の異常を引き起こすはずである。

　サザーランドは側頭骨と近隣骨との縫合の可動性を発見したが、臨床上における頭蓋骨テクニックの治療効果を上げるには、頭蓋骨に対する深い研究が必要だと考え、頭蓋の内部の構造に注目した。

　頭蓋骨の中心部は歩行と脊柱のしなり運動また呼吸作用によって常に作動している。頭蓋骨の中心部の構造は、物理的、生理的または精神的な要素の影響を受ける。中心部の正常な機能に何らかの異常が生じた場合は、それは他の頭蓋骨の縫合にも影響を与える。

●頭蓋骨の中心部とは？

　解剖学的に蝶形骨と後頭骨が結合する部位を蝶形後頭結合部または後頭蝶形軟骨結合部または基底部（basilar area）とよばれ、この部位を頭蓋骨テクニックでは、頭蓋基底部またはベース（ＳＢＳ = Spheno-Basilar Symphysis）と呼んでいる。また基底部は側頭骨とも密接な関係にあり、基底部の動作は真っ先に側頭骨に伝達される。（イラスト２）

　蝶形後頭結合部は、外部からは見ることや触ることができないが、この結合部は呼吸作用によって反応する部位であり、特定な解剖学的な指標によってその状態を把握することができる。この結合部位は、25歳までは軟骨からなっているが、そ

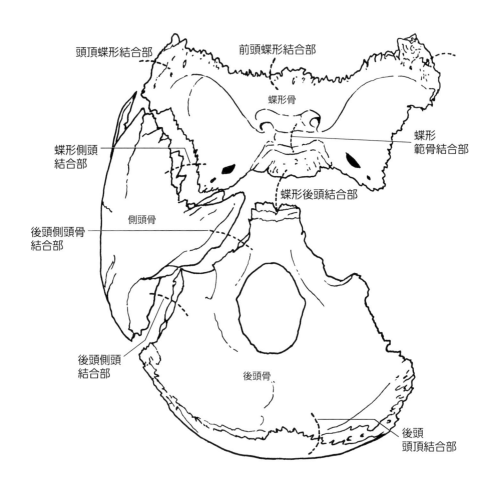

イラスト2

の後、骨化される。しかし、骨化されても、なお呼吸作用におけるその反応は止らない。

　外部から後頭部や側頭骨また前頭骨が強打を受けた場合は、この結合部位に影響をおよぼす。また基底部は呼吸作用に影響を受けるため、様々な精神的なストレス等にも反応する。特に、統合失調症等のような多くの精神病の場合では、この部位の異常が認められている。

●頭蓋骨テクニックは進化し続けている！

　サザーランド博士によって発見され確立された頭蓋骨の理論とその技法は現代もなお進化している。

　サザーランド博士が発見した頭蓋骨の理論と原理およびその施術方法を一冊の本と数冊の小冊子で発表している。彼の著した唯一の本は "The Cranial Bowl"（頭蓋ボール）である。彼はその前書きには次のように述べている：

　——オステオパシー的施術を39年やった後、今は66歳となり、髪も白髪になった。オステオパシーの若い専門家たちのためにテキストを作らなければならない時期だと、白髪がそれを知らせている。私の頭蓋骨に対するアイディアはオステオパシー研究の様々な方法を通じて実施されることを希望する。——

　サザーランド博士は、その本の中に頭蓋骨テクニックの様々な原型と原理そして施術方法を解説している。オステオパシー

の創始者スティル博士が手首等の整復操作には深指屈筋と長拇指屈筋の動作をセキューリングレバレッジ（テコの作用）として使っていたが、サザーランド博士もスティル博士の手法を頭蓋骨の施術テクニックに使っていると著書の中で述べている。即ち、頭蓋骨テクニックはオステオパシー医学の一分野であるとサザーランド博士は主張しているためである。

　現在行われている頭蓋骨のテクニックは、各専門家による原理の解釈とテクニックの方法と応用は多種多様で、東洋医学やヨガの理論や原理を取り入れて施術を行う人もいる。しかし筆者は、サザーランド博士の側頭骨に対する最初の発見の重要性と原型テクニックおよび第一呼吸メカニズムの原理は不変のものであると考えている。

第2章
頭蓋骨テクニックを理解するための基本的な知識

　鍼灸医学を勉強しようとする者は、経絡学説や東洋医学の基本である陰陽五行説等を受け入れなければならない。頭蓋骨テクニックの場合も同様である。頭蓋骨テクニックを専門的に研究したい場合は、頭蓋骨テクニックに関係する広範囲な専門知識を理解し、そしてそれを受け入れなければならない。
　ここでは頭蓋骨テクニックを理解するための必要最小限の基本知識をまとめてみた。

●基礎知識その1
解剖生理学および神経学と病理学等を学ぶこと

　医学専門各分野においては、解剖生理学や病理学およびその分野に対する広範囲な臨床専門知識が必要となる。専門知識がないままテクニックを行うのは非常に危険であり、また本来の効果を得ることはできない。特に頭蓋骨テクニックは非常に特殊な分野であるため、解剖学等の他に、神経学や病理学の知識

も必要不可欠である。なお、本書はページ数が限られているため、ここではその必要性だけの供述に止まるが、必要な専門知識は解剖学等の医学書でも求められるし、また、筆者の数冊の拙著の中にも記載しているので参照にされたい。

●基礎知識その2
頭蓋骨の骨間（縫合間）の動きと骨内（骨自体）の動きを理解すること

「構造が機能を支配する」という理念は、オステオパシー医学の根本的な原理原則なのである。解剖学的に骨の連結を関節と呼び、身体の構造は骨と関節の連結である。関節というのは、即ち機械を動かすパーツなようなもので、正常であればその動きも正常に作動する。

頭蓋骨の連結は縫合と呼ばれるが、言い換えれば縫合は頭蓋骨の関節である。残念ながら、未だに頭蓋骨の縫合の動きの詳細は一般の解剖学や医学書では記載されていない。

骨の連結（関節）には、柔軟性と硬骨性の二種の連結がある。柔軟性の連結というのは、骨と骨との間に隙間があって運動が出来る結合で即ち、目に見える可動性の連結であるが、硬骨性の連結は、骨と骨との間にほとんど隙間がなく、また目に見えるような可動性がない。頭蓋骨の縫合は硬骨性の連結に分類される。

頭蓋骨にはおよそ62個の縫合と結合部が存在している。（イ

ラスト3)これらの縫合はいったい何のため存在しているのか？ 解剖学者の中に、頭蓋の縫合には動きはないと言い切る人もいる。しかし、百歩譲って、縫合間に動きがないと言っても、いったい何のため縫合が存在しているのか？ だったら頭蓋骨はまん丸のままでもいいのではないか？ 存在しているというのは、その役割があるということである。

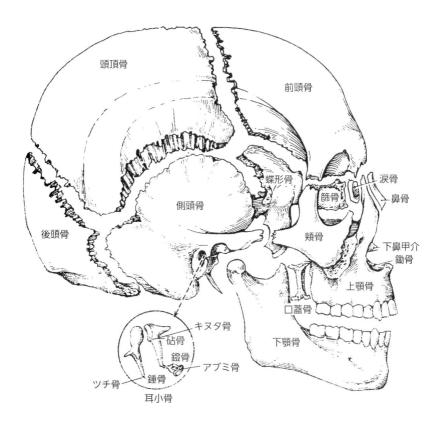

イラスト3

第2章 頭蓋骨テクニックを理解するための基本的な知識

身体には球関節や丁番等の様々な関節があるように、頭蓋骨の縫合も決して単純なものではなく、様々な種類が存在している。編み目のように互いに食い込んでいる縫合もあれば、ブリッジを作っている縫合もある。様々な形状の縫合と結合部は、頭蓋縫合の間に複雑な連結システムを形成し、一つの結合部は他の結合部や縫合に影響を与え、頭蓋内の様々な生理運動を実現する。

　頭蓋骨の縫合の役割は、脳脊髄液の循環や、第一呼吸メカニズム（後述）における頭蓋内圧に対して順応するためである。歩行時に、随的に股関節を動かすと、不随的に仙腸関節に二次的な動きが出現することと同じ現象である。すなわち、第一呼吸メカニズムによって蝶形骨低部（蝶形後頭結合部）は、上下（伸展と屈曲）することによって、二次的に円蓋の縫合などが反応し、脳脊髄液をポンプ作用によって、循環させるとともに、脳の圧迫などを抑制する役割もしている。縫合がなければ、まん丸の骨にはこのような役割は期待できない。

　頭蓋骨の骨間の動きとは、骨と骨の間にある結合部、いわゆる頭蓋骨縫合によって行われる。そして骨内の動きは骨自体のしなやかさによるものである。

　頭蓋骨テクニックを理解するには、頭蓋骨および顔面骨の関節結合部の間に可動性があると言うことを受け入れることは、頭蓋骨関節結合の膜性ストレイン（Cranial membranous articular strains）または障害（lesion）を研究するのに第一の必要な条件であり、しばしば原因性ファクターとして頭部関連

の疾患（特に慢性疾患）で発見できる。

　呼吸における頭蓋骨の動きは縫合間だけではなく、骨内にも起こるもので、この動きは身体の他の関節の動きとは違って目に見えるものではなく、繊細な指によって触診して感じ取ることができる。

　頭蓋の骨自体にも、骨間の動きと同様にわずかな動きがある。そもそも、我々は目にする骨の模型というのは、人工に作られているか、または死んだ人体の骨である。

　骨を木または木の枝に例えることができる。生きている木の内部には水分や栄養物を含んでおり、それらは葉っぱや木の隅々に供給される。しかし、枯れた木は、内部の水分等が無くなり、固くなっている。

　骨の標本を触ると固いものであるが、生きている骨は木や木の枝のようにあるしなやかさがある。骨の内部にも木とこれは頭蓋の骨に限られたものではなく身体のすべての骨の内部には水分などの生命活動に必要な物質があり、生きている間はしなやかさがある。いわゆる生きた骨は外見は固いが、実際にある木と同様に、生命活を維持するためには、内部には骨髄等の液体物質を含んでいる。骨内の動きは、骨内で生産される赤血球などが血流の中に出ていく原動力となる。

　さらに、骨盤と頭蓋骨との間、および骨盤と頭蓋骨をつないでいる脊柱の間には呼吸によって独特なメカニズムがある事は発見されている。サザーランド博士はこの独特の呼吸メカニズムを第一呼吸メカニズムと読んだ。（イラスト４・５）

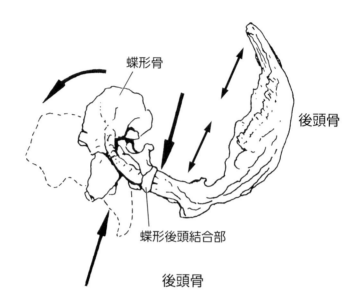

イラスト4　骨間と骨内の動き

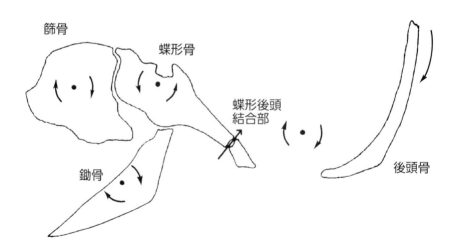

イラスト5　骨間と骨内の動き

●基礎知識その3
第一呼吸メカニズムの基本概念と脳脊髄液の循環作用を理解すること

○第一呼吸と第二呼吸とは？

　第一呼吸メカニズムとその作用が頭蓋骨テクニックの基本原理である。

　人間が生まれたときに、鼻を通して呼吸することによって肺の換気的な呼吸運動機能が作動する。しかし、生命体にとってそれは決していのちの始まりではなく、それはブレス・オブ・エア（Breath of air、空気を吸う）という肺呼吸、即ち、単なる外呼吸の自動開始である。ブレス・オブ・エアは、生命体として酸素という地球上のエレメントを吸うための動作であって、地球の環境メカニズムに対応するための一つの自然反応である。

　しかし生命は、肺呼吸を始める以前に、即ちこの世に生まれる前には、子宮の中で先天的な内呼吸が始動する。サザーランド博士はこの先天的な内呼吸を、生命のスパーク（Spark of Life）あるいは生命の呼吸（Breath of Life）と呼んだ。そして、生命のスパークによって起る呼吸を「第一呼吸メカニズム」（Primary Recpiratory Mechanism）と命名した。第一呼吸メカニズムに対して、生まれたときに開始する横隔膜呼吸または肺の外呼吸は、第二または二次的呼吸と呼んだ。

第二呼吸メカニズムは、随意運動（自分の力で行えるもの）であるが、生命を維持するための一つの防御反応として我々は普段の生活において、自動的に行う。しかし、第一呼吸メカニズムは不随運動であるため、潜在的な力を発達させない限り、自分の力や意志ではでは行えない。健康な身体の生命活動は、第一呼吸と第二呼吸の調和のとれた合同作用で、頭蓋骨テクニックで言われる頭蓋呼吸運動というのは、第一と第二呼吸メカニズムの合成運動である。

　第一呼吸メカニズムは、脳、頭蓋内膜、脳脊髄液、また頭蓋骨結合部の可動性、さらに脊柱の撓り（しなり）運動、脊柱内膜や脊髄液および両腸骨の間にある仙骨の可動性を要求する。

　吸気において、後頭骨と蝶形骨は下方に動き、その結果、結合部（Sphenobasilar 蝶形後頭結合部）は上方に動く。仙骨底は後方に動き、仙骨尖は、前方に動く。

　第一呼吸メカニズムは、起きている間、体重支持などの影響によってその動きが活発であり、このメカニズムによって脳脊髄液は頭蓋から仙骨まで1分間で12回流れる（拍動）。寝るときに体重支持はなくなるので、骨内の運動もほぼ停止し、骨内で生産された赤血球や免疫物質の血流への流れは極端に少なくなる。

　生命のスパークあるいは生命の呼吸の動作で起こる第一呼吸の機能によって、脳脊髄液は循環される。

○脳脊髄液とその循環ポンプ運動とは？

　脳脊髄液（Cerebro-Spinal Fluid＝ＣＳＦ）は主に脳の中心部にある脳室内の脈絡叢で産生される。無色で透明な液体で、一日の産生量はおよそ500mlとされている。この脳脊髄液は、脳室の中から狭い道を通って、脳の表面に流れ出て、最終的には、血管の中に吸収されて血液と一緒になる。常時、頭蓋内（脳室とクモ膜下腔）に存在する脳脊髄液の量は約150cc程度で、1日に3～4回位入れ替わっている。脳は、頭蓋骨の中でこの脳脊髄液の中に浮いている。

　脳室には2つの側脳室と第3、第4脳室があり、脳表にはクモ膜下腔が存在する。脳室とクモ膜下腔は常時脳脊髄液によって満たされている。脳脊髄液は主に両側脳室でつくられ、第3、第4脳室さらに脳表のクモ膜下腔に流れ、そこから血管の中に吸収されていく。

　脳脊髄液の循環は、第一呼吸作用で起るポンプ運動によって行われる。このポンプ運動は、頭蓋内および頭蓋と脊柱の間で起る相互テンション膜の動きで発生する。

　相互テンション膜（reciprocal tension membrane）は、頭蓋骨と脊柱に広がる硬膜とそのヒダと静脈洞および脳脊髄液の波動性の固有ポンプ運動である。このポンプが正常に行われれば、その波動は身体の各部位で触診できる。

　脳脊髄液の循環を行うポンプ運動は、頭蓋レベルと骨盤（仙骨）および脊柱レベルで行われる。頭蓋レベルにおいては、後

頭・環椎のポンプ運動と蝶形・後頭底のポンプおよびウェーブアクションが作用する。骨盤・脊柱レベルでは、仙骨のポンプ運動と脊柱のしなり運動が脳脊髄液のポンプ運動を助ける。(イラスト6)

　第一呼吸メカニズムにおいて、後頭・蝶形結合部の屈曲および伸展動作はポンプ運動となって頭蓋レベルで脳脊髄液の循環を行う。専門家によって、仙骨は脳脊髄液をポンプ作用に中心的な役割をしているというが、仙骨が重要な役割をしているのは確かであるが、脊柱レベルに障害があれば、仙骨の役割にも影響を及ぼすことになる。したがって、脊柱が頭蓋仙骨ポンプ運動にとって中心的な役割を果たす。脊柱のしなり運動がなければ、頭蓋骨盤のポンプ運動は円滑に行われない。このことから、緊急の場合を除いて、頭蓋骨テクニックを実施する場合は、脊柱の障害（椎骨のゆがみや変位）を取り除く必要がある。

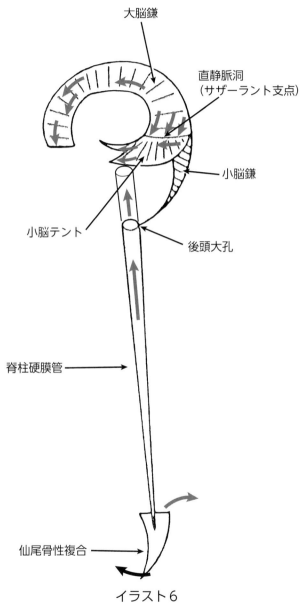

イラスト6
吸気時（屈曲、拡張）における相互テンション膜の動き

第2章 頭蓋骨テクニックを理解するための基本的な知識

●基礎知識その４
頭蓋骨と骨盤の緊密な関係を認識すること

　人間の骨格は精密な構造によって、バランスよく設計されている。特に骨盤と頭蓋骨の各骨の「形状」を注意深く観察してみるとそれはよく判るようになる。取分け、頭蓋骨にある「側頭骨」と骨盤にある「腸骨」の形状は良く似ている。また頭蓋骨にある「後頭骨」と骨盤にある「仙骨」の形状もよく似ている。しかし、このバランス関係は「形状」だけに止まらない。頭蓋骨にある「側頭骨」は、左右に「２つ」あり、また骨盤にある「腸骨」も「２つ」になっている。そして左右の側頭骨の間に「後頭骨」があり、また左右の腸骨の間にも後頭骨を対象に「仙骨」が存在している。これはつまり、頭蓋骨と骨盤は上下と左右においてバランスを取るように設計されているということに他ならない。（イラスト７）

　現代医学の解剖生理学では科学の最前端の技術と研究を誇っているならば、なぜ神が与えてくれた人間のこの「不思議なバランス関係」に注目しないのであろうか？

　飛行機の精密で工学的な構造バランスに何らかの影響が起これば墜落してしまうし、車の車輪軸に何らかの異常が発生すれば真っ直ぐな走りが出来ない。当然、人間の上下・左右バランス関係に異変が生じれば、さまざまな身体的機能異常が現れてくるということはいうまでもない。

　頭蓋骨と骨盤の不思議なバランス関係と疾病との関係に、オ

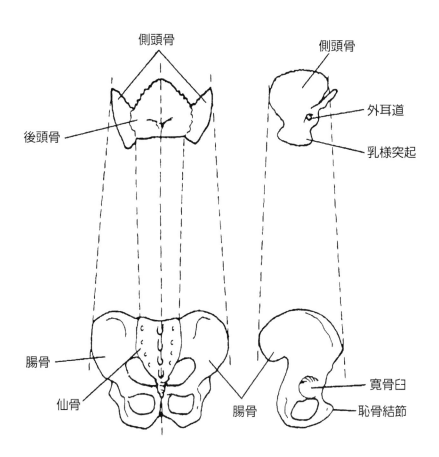

イラスト7

第2章 頭蓋骨テクニックを理解するための基本的な知識

ステオパシーの創立者であるスティル博士が注目していていたといわれている。しかしスティル自身はオステオパシー全体像を創り上げたものである。頭蓋骨への本格的なアプローチを行ったサザーランドは、呼吸において頭蓋と骨盤の間に何らかのバランス関係（運動関係）があるということは考え、これを「頭蓋・骨盤呼吸メカニズム＝Cranial Sacral Mechanism」と呼んだ。頭蓋・骨盤の呼吸メカニズムは、頭蓋の第一呼吸メカニズム（Cranial Primary Respiratory Mechanism）と骨盤（仙骨）の第一呼吸メカニズム（Sacral Primary Respiratory Mechanism）に分類され、それぞれ個別な相反運動によって脳脊髄液（Cerebro Spinal Fluid=C.S.F）の循環を助けるという。さらに、この運動を可能にしているのは脊柱のしなり運動である。第一呼吸メカニズムとそれに伴った脳脊髄液の循環の作用は、さまざまな疾患の間に密接な関係があり、この呼吸メカニズムを正常に保つとうことは健康な身体の条件である。

　臨床上、頭蓋骨の各骨の変位の情報を骨盤（腸骨、仙骨）の変位の診断で得られることが多い。頭蓋骨の触診や変位の診断、および調整テクニックを行うには、長年の熟練された臨床経験が必要である。(イラスト8・9)

33

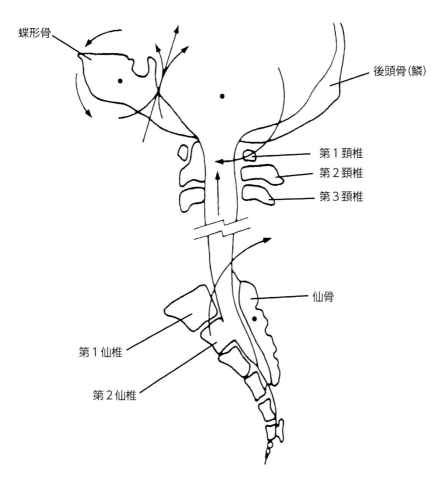

イラスト8
屈曲時の頭蓋仙骨メカニズム

第2章 頭蓋骨テクニックを理解するための基本的な知識

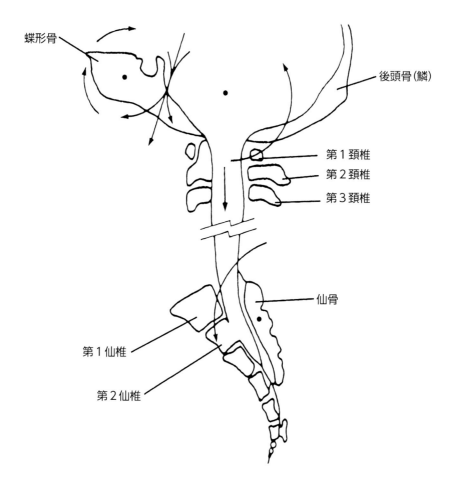

イラスト9
伸展時の頭蓋仙骨メカニズム

●基礎知識その５
頭蓋骨テクニックはオステオパシーの一部であることを理解すること

　オステオパシーでは身体を一つのユニットとして考えている。この考えに基づいて、構造は機能を支配するというオステオパシーの根本的な原理原則が成り立っている。即ち、身体構造に歪みが生じると、体液循環（血液、リンパなど）に生理学的および病理学的に影響を与える。この影響は広範囲にわたって交感神経（自律神経）系の不均衡を引き起こし、充血性や虚血性状態まで、血管運動の不調を招く。血管運動の障害で軟部組織（筋、内臓など）にも潜在的なダメージが現れてくる。

　頭蓋骨は身体ユニットの一部であるということを忘れてはならない。このことをサザーランド博士も記述している。頭蓋骨テクニックの効果を最大限に発揮するには、頭蓋骨と骨盤等との総合関係を視野に、総合的な身体調整法を実施しなければならない。

●基礎知識その６
頭蓋骨テクニックの効能を過信しないこと

　過信は禁物である。万能な分野は決して存在しない。しかし、希望と可能性も無限であり、追求と研究は効果を可能にできる。前述した、頭蓋骨テクニックの"Breath of Life"「生命の呼吸」

という言葉を、「生命の気」と解釈している書物がある。これによって頭蓋骨テクニックの効能を、気や神秘的なエネルギーのように誤解され、その効能を過信する場合がある。

　頭蓋骨テクニックは、決して神秘的な分野ではない。正しい訓練を行えば、縫合の動きや第一呼吸メカニズムの動作、また身体の各部位における脳脊髄液の波動を触診できる。頭蓋骨テクニックは解剖学に基づいて、現実的で、医学的で、そして可能性のある分野である。

●基礎知識その７
頭蓋骨テクニックはどのような疾患に有効なのか？

　側頭骨の可動性を発見したサザーランド博士は、側頭骨の間からは重要な血管と神経が脳に走っていることを既に知っていた。このことから、側頭骨の障害は頭痛を引き起こすと考え、多くの頭痛患者の治療に当たった。

　したがって、頭蓋骨テクニックの最大の効果は様々な頭痛が解消できることにある。さらに、めまい、耳鳴り、癲癇（てんかん）、視力問題、顎関節障害、出生児における小児の頭部および顔面異常の整復等の治療で効果を発揮した。サザーランド博士は書物の中にも記述しているように、効果には個人差や年齢等が関連する。

　なお、頭蓋骨テクニックにはインスタント的なテクニックと専門的なテクニックがある。インスタントテクニックでは、決

められた頭蓋骨の指標に定められたテクニックをそのまま実施すればある程度の一時的な効果を得られるが、症状の再発はまた起こりうる。インスタント的なテクニックでは、頭痛、めまい、耳鳴りなどは一時的に解消される。

　専門的なテクニックの場合は、症状の原因を専門的に探り、再発しないようにその解消にあたる。専門的なテクニックには、直接的なテクニックと間接的なテクニックなどがあり、オステオパシー医学の総合的治療として行われ、副交感神経系の疾患、頑固な頭痛、頑固な耳鳴り、頑固なめまい、水頭症、歩行問題、うつ病、1期・2期パーキンソン病等に効果が期待できる。

　頭蓋骨障害の一般的なタイプは、第4章を参照してください。

●頭蓋骨テクニックを修得するには？

　先ず、前述したように身体の機能と生理に関しての包括的な専門知識を身につけなければならない。

　頭蓋骨テクニックは、手技療法の中でもあこがれの療法となっている。しかし、頭蓋骨テクニックの修得にはいくつかの条件が必要である。

　どんな立派な技術でも、使いこなせなかったら役に立たない。車の運転に例えると、世界最速のレースカーを一般の運転士は運転できない。無理して運転しようとしても事故につながってしまう。短期間でレースカーを操る人がいれば、一生やっても上手く乗れない人もいる。

頭蓋骨のテクニックも例外ではない。古今、手技療法を勉強する人の大半は、他の職業についていた人が多い。仕事をしながら勉強し、ある程度の技術が身に付いたら、仕事を辞めて独立開業してしまう。熱心な人は、継続的に頭蓋骨テクニックをはじめ、様々なテクニックを勉強し、日常の臨床の向上をはかっているが、数回だけの講習会の受講でオステオパシーや頭蓋骨テクニックの看板を揚げてしまう人もいる。

　手技療法の修得にあたって、各自の能力は様々である。良い指導者に付いて努力すれば難解な技術も行うことができる。しかし、果たして、頭蓋骨の複雑なテクニックを誰も完璧に行えるのか？　筆者は20年以上にわたる特に頭蓋骨テクニックの臨床経験と技術を教えている傍ら、習いたい人には、医学的知識以外に、いくつかの身体的な条件が必要であると気づいている。ここでは、修得したい人の身体的な条件を述べてみようと思う。

◯条件その1
　先ず、指先が器用ではないと、頭蓋骨のテクニックを望ましく実施できない。指先が器用というのは、いくつかのこと（技術）を同時に、しかも瞬時に行えると言うことである。頭蓋骨テクニックに有効な技術は、いくつかの動作法を同時に行う必要があるので、手の器用さは大事である。

◯条件その2
　施術者は繊細であること。頭蓋骨の各縫合（頭蓋骨の各骨の

間にある結合部）の触診や頭蓋骨テクニックを行う時に、まるで、コインの裏表を毛布の上から見分けるような感覚で判断しなければならない。「With the thinking fingers」という言葉をサザーランド博士は良く口に出していたという。つまり、「指で考えること！」である。考え込んではだめである。指先で触診し、即実行に移せるぐらいの繊細さがないと頭蓋骨テクニックの修得が厳しい。

ちなみに、たばこを吸う人は、親指と人差し指の感覚が鈍くなってくるので正確な触診はできない。

○条件その３

頭蓋骨の複雑なテクニックを行うには、術者の手指の構造も大切な条件の一つである。今まで頭蓋骨テクニックを教えてきた数百人のデータでは、指が極端に短い人は頭蓋骨のテクニックを行うには向いていない。特に親指、人差し指及び中指が極端に短いと尚更である。というのは、臨床的に効果のある重要な頭蓋骨の臨床テクニックは、指を広げていくつかの骨に同時に接触しなければならない。たとえば、親指で頭頂骨の真ん中に接触しながら、耳の前の側頭骨、さらに離れている後頭骨等にも同時に接触しなければならないテクニックが多い。指が極端に短いと、接触が正確にできず、上達が乏しく望ましい効果が得られないからである。親指は５センチ未満、人差し指は６センチ未満の人は、頭蓋骨テクニックの高度なテクニックをこなせない。

さらに、掌や指の腹の柔らかさももう一つの大事な要素で

ある。掌が軟らかい人は患者に圧迫感や緊張感を与えずにテクニックを快適に行える。

○条件その４

　てんかんおよびうつ病、統合失調症などの精神的な病歴がある人は、頭蓋骨テクニックの取得には不向きである。国家資格となっている針灸などの医療系の勉強及び開業にあたっては、精神鑑定書が義務づけられている。しかし、日本ではオステオパシー、整体及びカイロプラクティックは国家資格対象外であるため、病歴を隠して勉強し、開業する人も少なからず存在している。精神病の経歴がある人は、施術の際に発作を起こして感情や気持ちが急変し、事故につながることがあるからである。

　しかし不思議にも、てんかんやうつなどの精神的な病気の改善には頭蓋骨の高度なテクニックは非常に有効である。これらの病気で悩んでいる方は、頭蓋骨療法で改善し、自分に合った職業で社会復帰できれば幸いである。

第3章
第一呼吸メカニズムおよび脳脊髄液波動の触診体験

【触診を行うための予備知識】

●蝶形後頭結合部の屈曲及び伸展動作

　蝶形底の構造は湾曲しているボーブリッジに似ている。1番頂点は二つの骨の結合部である。伸展動作において、湾曲が結合点において下方に動き、大後頭孔から翼状突起までの空間の真下の前後軸は、結合部は屈曲時にあるより拡大する。屈曲運動では結合部は上方へ動く。

　蝶形後頭結合部の動作は第一呼吸メカニズムの機能に基づくものであり、頭蓋骨のほぼ全ての縫合は蝶形後頭結合部の屈曲および伸展動作の影響を受ける。

　屈曲動作において結合部は上がり、そして伸展動作において結合部は下がる。結合部の屈曲および伸展動作において、主な部位の動作は次の通りである。

1）吸気時、即ち結合部の屈曲の際は、次のような動作が起る。
　　左右の頭頂骨が互いに離れ、矢状縫合は広がる。
　　蝶形骨の左右の大翼は下方に（患者の足の方に）動く。
　　左右の側頭骨は外側回転の動きをする。
　　後頭底が前方に傾く。

2）呼気時、即ち結合部の伸展の際は、次のような動作が起る。
　　左右の頭頂骨が互いに接近し、矢状縫合は狭くなる。
　　蝶形骨の左右の大翼は上方に動く。
　　左右の側頭骨は内側回転の動きをする。
　　後頭底が後方に傾く。

　ここでは、蝶形後頭結合部の動作にともなって、頭蓋レベルおよび骨盤レベルにおける運動を記述する。各部位および縫合の触診を簡単に説明する。

●頭蓋骨縫合触診の実際

　ここでは、蝶形後頭結合部の動作にともなって、頭蓋レベルおよび骨盤レベルにおける運動を記述する。初心者も体験できる縫合および部位の触診を簡単に説明する。

○頭蓋レベルにおける触診体験

　触診には、サザーランドのヴォールト・ホールド（Sutherland's Vault Hold）という触診法を次のように行う。(写真1・2)

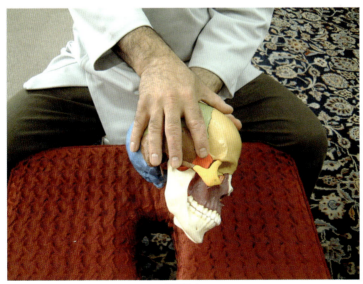

写真1

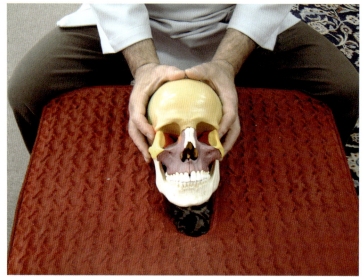

写真 2

①矢状縫合の触診と動き体験

矢状縫合は、頭の屋根というべき部位を形成する二つの頭頂骨の結合部である。(イラスト 10・11)

この部位では第一呼吸メカニズムの動作とその障害を簡単に触診できる。

被検者を仰向きにさせ、左右の親指の腹全体を縫合のすぐ外側に接触する。被検者に深呼吸をさせ、呼吸の際に指の広がりと接近を感じ取る。

息を吸うときに、両手の親指は離れるようになる。これはいわゆる蝶形後頭結合部の屈曲動作によるものであり、矢状縫合の拡張を示すものである。息を吐くときは離れた両親指は接近

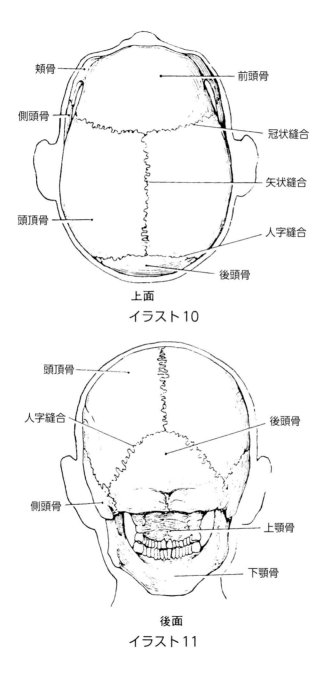

上面
イラスト10

後面
イラスト11

第3章　第一呼吸メカニズムおよび脳脊髄液波動の触診体験

するようになる。これは蝶形後頭結合部の伸展、すなわち矢状縫合の収縮期である。訓練を行えばその他の縫合の動きも感じ取れる。

屈曲状態における矢状縫合の広がりは、側頭骨の外側回転のためである。この時頭部は前後で短くなって、左右で膨らむからである。伸展状態において、側頭骨の内方回転が起きるので、頭部が前後で長くなり、左右で狭くなる現象である。これは空気を入れる風船と同じ現象である。(イラスト12)

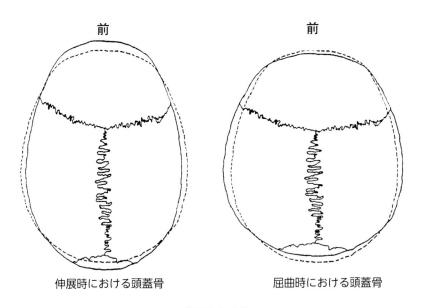

伸展時における頭蓋骨　　　　屈曲時における頭蓋骨

イラスト12

②蝶形骨の触診と動き体験

　蝶形骨の動作はその左右の大翼で触診可能である。(イラスト13)

　被検者を仰向きにし、左右の人差し指を被検者の大翼に接触する。

　屈曲状態を引き起こすため、被検者に息を吸うように指示する。屈曲状態において、蝶形骨の大翼に接触している左右の指が下方に離れるように感じ取れる（指が患者の足の方向に動く

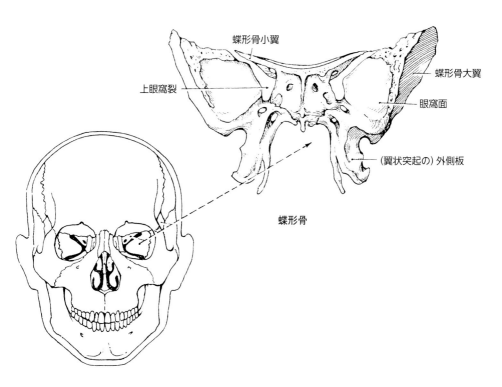

イラスト13　大翼

ような感じ)。

　次に蝶形骨の伸展状態を引き起こすため、被検者に息を吐くように指示する。蝶形骨の大翼に接触している指が上方に動くように感じ取れる（指が患者の頭の方向に動くような感じ）。

③後頭骨の触診と動き体験

　後頭骨鱗部（後頭骨の左右の外側角）に接触する。サザーランド接触法では小指は後頭骨に接触するが、単独で触診する場合は人差し指でもかまわない。

　屈曲状態を引き起こすため、被検者に息を吸うように指示する。屈曲状態において、後頭骨に接触している左右の指が下方に離れるように感じ取れる（指が患者の足の方向に動くような感じ）。

　次に蝶形骨の伸展状態を引き起こすため、被検者に息を吐くように指示する。後頭骨に接触している指が上方に動くように感じ取れる（指が患者の頭の方向に動くような感じ）。

●骨盤のレベルにおける第一呼吸メカニズムの動作触診

骨盤レベルにおける呼吸メカニズムの触診は、仙骨と左右の腸骨で触診できる。ここでは仙骨モーションについて説明する。

○仙骨モーションメカニズムの触診

仙骨には屈曲（Flexion）と伸展（Extension）のモーションがある。

仙骨の屈曲モーションにおいて、次のような動作が起る。
1) 仙骨底が後方に傾く。
2) 尾骨は前方に動く。
3) 仙骨全体は硬膜《脳・脊髄のDura mater》の上方タグ運動（Tag=引っ張られる）によって少し上方に引っ張られる。

仙骨の伸展モーションにおいて、次のような動作が起る。
1) 仙骨底が前方に傾く。
2) 尾骨は後方に動く。
3) 仙骨全体は少し下方に引っ張られる。

○仙骨モーションの触診体験

被検者を仰臥位にさせ、術者は片手のひらを**写真3**のように

被検者の仙骨に接触する。この例ではうつぶせの状態で検査しているが、仰向きの場合も同じである。(写真3)

　仙骨屈曲段階（状態）において、仙骨底は後方に動く（仙骨底に接触した指先は上方に押されるようになる）。手全体は少し上方に動くように感じられる。

　仙骨伸展段階（状態）において、仙骨底は前方に動くように感じ取る（仙骨底は前方と上方に動くため、仙骨底に接触した指先に対する圧迫は少なくなる）。

　硬膜のテンション（緊張、引っ張り）が少なくなる為、仙骨全体は被検者の足の方向に動くように感じられる。

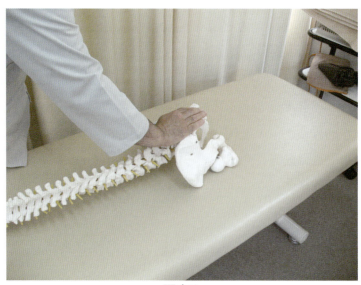

写真3

●脳脊髄液波動の触診と治療

　すべての物質にはその物質特有の波動があり、その波動の律動は、司令部の波動に準ずる。第一呼吸メカニズムのポンプ運動（屈曲および伸展作用運動）における頭蓋律動インパルス（Cranial Rhythmic impulse ＝ ＣＲＩ）は全身に向かって、波動を発信する。頭蓋律動インパルス（ＣＲＩ）の動作にともなう脳室内の髄液の拡張及び収縮の変動は、波動として身体各部に送られ、身体が最適な健康状態にあれば、その触診が可能である。障害が起っている部位では波動が妨害され触診できない。

　波動には正常なモーションと異常なモーションがあり、正常な波動は内転と外転運動を伴うが、異常な波動には制限や様々なモーションがある。波動の制限によって障害部を特定し、また波動のモーションの状態によって、障害の発生を予知することもできる。正常な波動を感知すれば、徐々に異常な波動も理解できる。

　訓練を行えば自分でも波動のモーションを触診することができる。触診は通常、足部から初め、膝関節部、股関節部、骨盤部、腹部、肋骨部、胸郭部、頸部、頭部の順で行われる。波動の触診には、術者は両手のひらを患部に当て、集中して波動を感知する。(写真4 〜 12)

　波動モーションが障害されている最も基部に近い部位が治療の対象となる。波動の回復にはいくつかの方法があるが、ここでは自分でも行えるもっとも簡単な方法として、コンプ

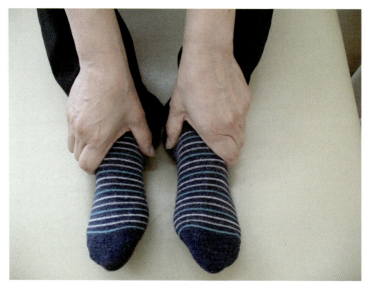

写真4

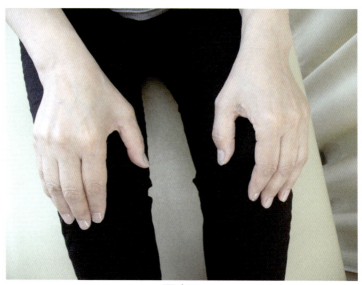

写真5

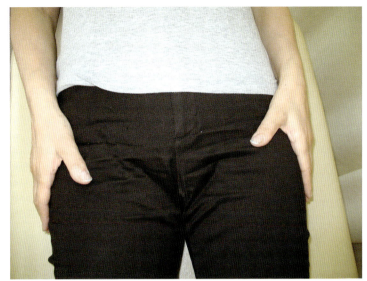

写真6

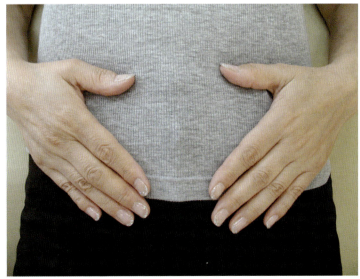

写真7

第3章　第一呼吸メカニズムおよび脳脊髄液波動の触診体験

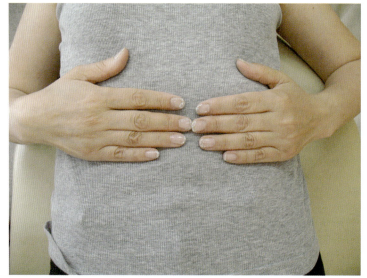

写真8

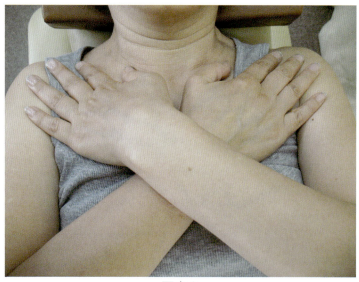

写真9

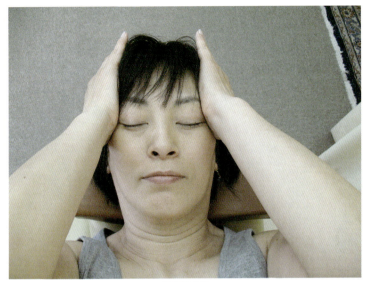

写真10

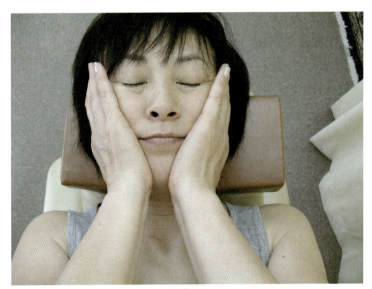

写真11

第３章　第一呼吸メカニズムおよび脳脊髄液波動の触診体験

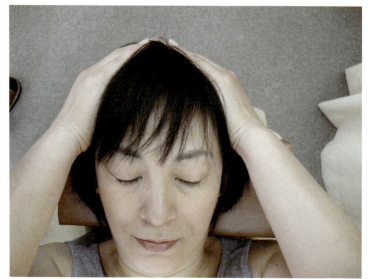

写真12

レッションとシアー フォース テクニック（Compression and Shear force Technic）を紹介する。

　障害部の上部と下部に両手で接触し、三つの次元（寸法）において、組織部分を囲むように保持し、すべらせるような圧迫とを加える。膨張（緊張）が感じ取れるまで組織を上方に持ち上げ、障害部にスエリング動作（膨張）を感じ取るまでそのまま保持する。

　★写真13は治療の一例である。

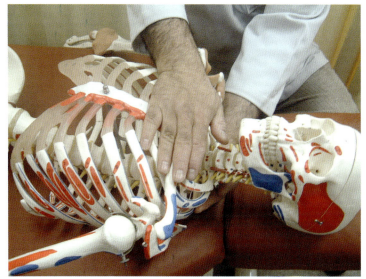
写真13

●脳脊髄液波動と スティル・ポイント (Still Point) について

　頭蓋骨テクニックにおいて、脳脊髄液循環の一時停止点をスティル・ポイントという。スティル・ポイント誘発テクニックは、頭蓋基底部や縫合の障害を取り除いてから行うもので、これは術者によって手技によって意図的に引き起こし、また再開することが可能である。

　スティル・ポイントでは、脳脊髄液波動が停止し、頭蓋骨内膜、脊柱および仙骨の緊張が緩んだ状態である。再開に伴って、

脳脊髄液の循環がリセットされ、正常なリズムを取り戻すことになる。

本来のスティル・ポイントを理解し、正確に行うには、長年の経験が必要である。スティル・ポイントは頭蓋骨レベルと仙骨レベルで行われるが、イラスト14は頭蓋骨レベルにおける術者の手の形である。

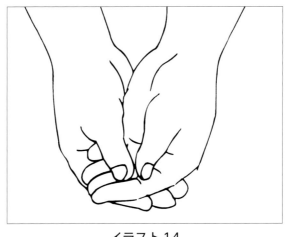

イラスト14

最近、スティル・ポイントを引き起こす、スティル・ポインター(イラスト15)という道具が考案され、販売されている。しかし、このテクニックを含む頭蓋骨のすべてのテクニックを行うための第一の条件は、術者の繊細なタクティル・センスと臨床経験である。また、頭蓋骨の形状や大きさは各自によって微妙に違

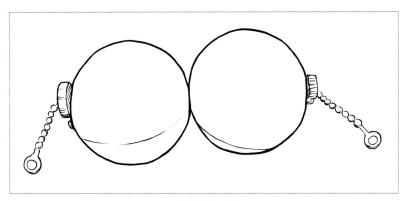

イラスト15

うものであるということから、テクニックの実施にあたって、術者は自分の手指を患者の頭蓋骨の形状や大きさに適合させなければならない。決められた大きさと形状の道具を全ての頭蓋骨に使うには困難であり、道具等によって縫合を圧迫し、治すところか様々な副作用を引き起こす恐れがあるので、注意しなければならない。

●頭蓋骨テクニックの目的

　身体は一つのユニット体として、多くの関節、筋膜組織等の連結と調和によって完璧な動作を可能にする。頭蓋骨縫合の異常を取り除くことによって、身体の関節、筋膜組織等の機能を最も効果的な正常値に戻すと同時に、通常の手技療法では不可能とされていた脳脊髄液の刺激とその成分を全身の組織に供給

し、身体機能の自動性バランスと恒常性を安定させるのは、頭蓋骨テクニックの最大の目的である。

第4章
頭蓋骨障害の一般的なタイプとその治療

●頭蓋骨テクニックの目的

　身体は一つのユニット体として、多くの関節、筋膜組織等の連結と調和によって完璧な動作を可能にする。頭蓋骨縫合の異常を取り除くことによって、身体の関節、筋膜組織等の機能を最も効果的な正常値に戻すと同時に、通常の手技療法では不可能とされていた脳脊髄液の刺激とその成分を全身の組織に供給し、身体機能の自動性バランスと恒常性を安定させるのは、頭蓋骨テクニックの最大の目的である。

●タクティル・センス
Tactile sense

　頭蓋骨テクニックは、訓練されたタクティル・センス（触感）で、瞬時に応用性のある鑑別診断力を必要とする。このタクティル・センスとその応用は、その他のマニピュレーション的な診察やマッサージ的な手技によって身に付けることができない。また一つのプリントされたテキストおよび動画からも習得することが不可能である。インストラクターの指導のもとで、実際に手で正常な動きを感じ取らなければならない。組織の様々な正常な運動が注意深く、やさしく、しっかりそして正確に指導され、それによって、タクティル・センス、フィーリング、視診、診断そして思考力と応用力が養われる。

　オステオパシーの一般的なマニピュレーションも、様々な決まった動きの手順、スラスト（瞬間的なアジャストのこと）、プール（牽引）、ジャーク（様々な急な運動）、実際の健康状態において、展望された動きの欠乏や鑑別診断の見分けかたなどが訓練されたタクティル・センスで理解しなければならない。訓練されたタクティル・センスはオステオパシーの基本原理の一つであり、診断と治療のエッセンシャル（本質）でもある。オステオパシーのこのタクティル・センスこそ、オステオパシー頭蓋骨テクニックのエッセンシャルである。

　頭蓋骨結合部のフィクセーション（固着）をリダクション（治療）するには、手のひらの短い諸筋を屈伸とレバレッジ（テコ

の作用）として使うことが多い。これは左右の手の指を組み合わせることによって行われ、プーリング（引っ張る動作）、ドロー（引く動作）が指によって実施される。

●ビジアレーション
visualization

　頭蓋骨テクニックの効果を確認するには、ビジアレーションが重視される。すべての頭蓋骨テクニックにおいて、常にビジアレーションを考えなければならないと、サザーランド博士が述べている。

　英和辞典では、visualization は「透視」即ち視覚では見えないものを透視すると訳されるが、頭蓋骨テクニックでは、一般に言われるような透視とは多少違う。

　施術を行うときには、結合部の動きを常に訓練されたタクティル・センスによって、感知し、それを既に頭に入れてある頭蓋骨の正常な解剖学的形状と比較し、その効果を確認するのが頭蓋骨テクニックのビジアレーションである。

　ビジアレーションによって、縫合の動き、膜組織の相互テンションのアタッチメントの動き、脳脊髄液の循環などを確認する。

●脳脊髄液刺激テクニック
Incitant Cerebrospinal Fluid Technic

　慢性化された病気の治療において、オステオパシー医学のリンパポンプテクニックの専門的な知識が必要である。頭蓋骨の脳脊髄液刺激テクニックは、リンパテクニックの発想に基づくもので、それは脳脊髄液の循環活動を刺激するため、脳脊髄液刺激テクニックと呼ばれる。

　このテクニックは、拇指球を側頭骨の乳様部に接触し、親指を乳様突起に沿って伸ばして行うものである。セキューリングレバレッジを実施するために他の指を患者の後頭骨の後で組み合わせる。

　乳様突起部をやさしく、内方と前方に向かって圧迫し、そして乳様部は内方へ圧迫する。2回の呼吸の間では交互に動作を行う。このテクニックは循環に変化が起きるまで実施しなければならないが、動作中に患者に異変が現れた場合は直ちにやめなければならない。変化は後頭骨の下部および乳様領域の暖さで確認できる。この時、いつも横隔膜運動にも必ず変化が起きる。これにはリンパポンプテクニックを行う時と同様なリンパ管の活動のインディケーション（徴候）も含まれる。

　(写真14・15)

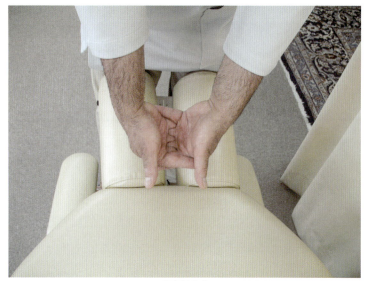

写真14

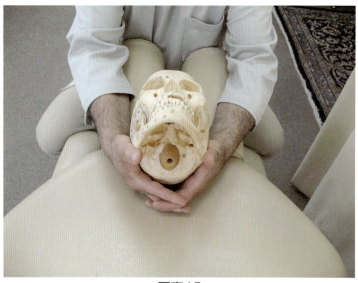

写真15

●蝶形底テクニック
Sphenobasilar Technic

　蝶形底テクニックは、蝶形骨と後頭骨の基底突起との結合部の正常な伸展、屈曲および側屈回転動作を可能にし、さらに、側頭骨の錐体部の外側および内側回転も供給される。このテクニックは、大人の場合でも子供の場合でも力を入れることなく簡単に行える。

　結合部の屈曲障害が発生したタイプでは、目的を果たすのは困難であり、必ず専門家の診断と治療が必要である。ここでは簡単な方法を紹介する。

　このテクニックを行うには、側頭骨の乳様突起の真下にある後頭骨の基底突起に指をコンタクトする。親指は蝶形骨の大翼に接触する。術者は蝶形骨の大翼を後方と下方に向かって押し込み、基底突起を指で上方に押し込む。動作はプライヤーの使い方に似ている。

　蝶形骨が後頭骨の基底突起上に側屈回転した場合は、片側に対してテクニックを行うことによって効果をもたらす。

　側屈では、蝶形骨は障害側に下方に回転し、後頭骨の基底結合部は上方へ移動し、そして障害側の錐体部は外方に回転し、反対側の錐体部は内方に回転する。

　蝶形底結合部における屈曲動作の実施は、親指と他の指を伸展動作と同じコンタクトを行う。術者は親指で大翼を前方と上方へ動かし、他の指で後頭骨を下方へドローする。(写真16)

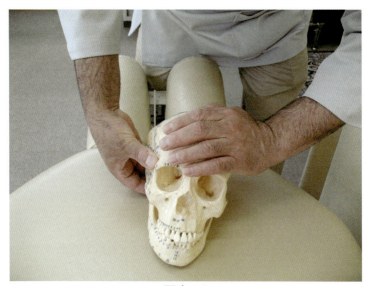

写真16

●側頭骨錐体部テクニック
Temporal petros Technic

　錐体部テクニックは、後頭骨基底突起および左右の側頭骨の錐体部の間において、基底部の正常な運動範囲を供給するものである。

　錐体部は、吸気時において外方回転動作、呼気時において内方回転動作を行う。このテクニックはエウスタキオ管（eustachian tube）の鼻カタル疾患およびエウスタキオ管の軟骨部の降下（sagging of the cartilaginous portion）に効果をもたらす。

　施術にあたって、術者は片手の親指を乳様突起に向けるように拇指球を乳様部に接触する。もう片手の拇指球を反対側の頭頂骨の後下角に置く。乳様部を後方へドローし（引っ張る）、乳様突起を外方回転させる。反対側の頭頂骨に接触している拇指球はただ保持するためのコンタクトであり、テクニックは乳様部と乳様突起部に対して行う。このポジションで乳様部と乳様突起部を保持しながら、術者は自分の胸部を使って患者の頭部を下方へ押し込む。反対側に対しても同様なテクニックを行う。そして、両側（左右）の乳様部と乳様突起に接触し、乳様部を後方へドローし、乳様突起を外方回転させ、しっかり保持しながら術者は使って患者の頭部を下方へ押し込む。

　このテクニックを行っている間、錐体部は外側回転していて、後方へ、後頭骨の基底突起との結合部に移動して調整され、エ

ウスタキオ管の軟骨部をストレッチされる効果をもたらす。頭部への圧迫は、錐体部がまだ外方回転にさせられている間、軟骨部をリラックスさせるためである。

治療の最後に、錐体部を内方回転ポジションに戻らなければならない。そのため、乳様部を前方へ圧迫し、乳様突起を内方回転にさせなければならない。

錐体部テクニックとの関係で行う乳様部への圧迫は、外耳孔のすぐ上である。

施術にあたって、術者は左右の手の親指または拇指球を外耳孔のすぐ上の乳様部に接触する。他の指は後頭骨の上部に置く。乳様部に対して、内方および上方へ圧迫を加えると同時に、他の指で後頭骨を下方へドローする。このポジションでは左右の乳様部を互いに向かって押しているのでしっかりと保持しなければならない。写真17は内包回転の方法であるが、このテクニックは複雑であるため、初心者には困難である。

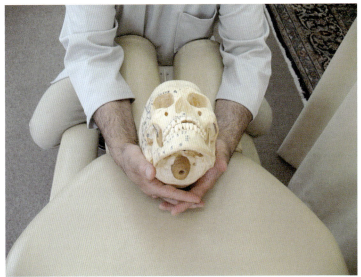

写真17

第4章 頭蓋骨障害の一般的なタイプとその治療

●側頭下顎テクニック
Temporo-Mandibular Technic

　側頭下顎テクニックの効果についてサザーランド博士は次のように述べている。

　——オステオパシーの創始者・スティル博士が他のテクニックと同様に数種類の側頭下顎テクニックを教授していた。側頭下顎テクニックは、三叉神経痛性チック（tic douloureux）の緩和に有効であるが、解剖学と生理学のレビューだけでは、下顎関節の障害は三叉神経痛の複合的な徴候を引き起こしていると把握できない。しかし、事実として、かなり高い確率の病歴において、症状を回復させるためには、下顎関節障害の治療はこの症状においてかなり有効であると報告されている。——

　また、さらに、次のように述べている。

　——蝶形骨と側頭骨の結合性のフィクセーションは下顎窩の異常を引き起こし、その結果、下顎関節の異常運動が発生する。これはアクセルを踏む時に車の車輪がぐらぐら状態になっていることに似ている。被蓋咬合（overbiting）の現象がアクセルと車の車輪の関係に似ている。——

　フィクセーションは蝶形骨と側頭骨の結合部に発生すると、それは膜のストレッチによって、ガッセル神経節（三叉神経節）（gasserian ganglion）を埋め込んでしまう（固定する）。その結果、第5脳神経の枝の異常を引き起こす神経のインパルス（刺激）が発生し、これはいわゆる三叉神経痛性チックの原因とな

る。

　スティル博士が実施されていた蝶形下顎靱帯および側頭下顎靱帯の牽引テクニックは、蝶形骨と側頭骨の結合性のフィクセーションを減少させると臨床的に発見されている。(写真18、19)

　尚、側頭下顎テクニックを実施する前には、蝶形顔面、歯科学および各障害を解消しなければならない。

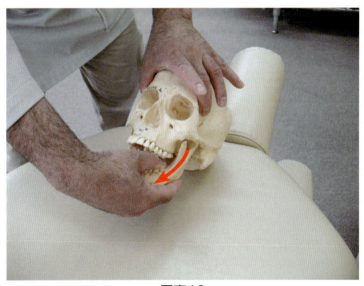

写真18

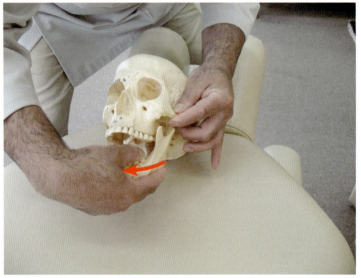

写真19

●構造、またはモールディング（形成）テクニック
Structural Technic (Molding Technic)

　構造およびモールディングテクニックは、特に子供の頭部および顔面の形状異常の調整に実施される。最近、マスコミ等で顔面のゆがみを調整するということで、大人に対しても乱暴で危険な施術法が披露されている。顔面への乱暴なテクニックは、頭蓋骨基底部の異常をもたらし、様々な身体的な異常と精神的な不安等の後遺症を招くので注意しなければならない。

　なお、このテクニックを行う際には患者の生まれたときからの頭部および顔面の写真と病歴を参考にしなければならない。安全なテクニックを行うためには、口腔、鼻および眼窩等の発生学的な発達知識が必要不可欠である。

　モールディングテクニックを行う前には頭蓋基底部の異常を取り除き、また、頭蓋の各骨の骨化センターの解剖学的かつ発生科学的な必要な知識を身につけなければならない。

　基底部の調整を行ってから、前頭骨、頭頂骨および高等骨の調整を行い、最後に顔面骨の各結合部のチェックを行い、必要に応じて調整を実施する。したがって、正確な効果を得るためには、経過を見ながらモールディングテクニックで数ヵ月または数年間実施する場合もある。

第5章
頭蓋骨障害の外傷性タイプ

　頭蓋骨には、様々な結合膜のストレインまたは障害がある。これらの障害は外傷性のものがあれば、反射性、精神的な緊張または過度なストレスによるシェルショックもある。サザーランド博士は頭蓋骨テクニックの臨床でよく診られる外傷性タイプを次のように分類している。

1）前頭・頭頂タイプ　Fronto-Parietal Type
2）頭頂・側頭鱗タイプ　Parieto-Squamous Type
3）頭頂・前頭タイプ　Parieto-Frontal Type
4）頭頂・後頭タイプ　Parieto-Occipital Type
5）後頭・(側頭骨の)乳様突起タイプ　Occipito-Mastoid Type
6）後頭・環椎タイプ　Occipito-atlantal Type
7）片頭痛タイプ　Migraine Type
8）歯科学的タイプ　Dental Type
9）顔面骨タイプ

各タイプの解説にあたって、診断と検査および治療を記載しているが、初心者には難解な部分もあり、施術に関して師事と基本的な知識を得てからアプローチしてもらいたい。

1）前頭・頭頂タイプ
Fronto-Parietal Type

　このタイプの障害では、局所的な外傷等によって前頭骨が左右の頭頂骨に圧迫された状態である。この障害は片側性と両側性に起こりうる。

　このタイプの障害では、前頭骨の下角が後方になる。両側性の場合は左右の下角が後方にあるが、片側性の場合は、障害側だけの下角が後方になっている。また、蝶形骨の大翼の可動性がロックされる。両側性の場合は左右の大翼の動きがロックされ、片側性の場合は障害側がロックされる。

　治療には前頭骨リフトテクニックを行い、障害側の前頭骨の下角を内側に動かすと同時に前頭骨を頭頂骨から離れるような動作を行う。

　左右の手の拇指球を患者の冠状縫合のすぐ前、前頭骨の下角に当て、他の指は前頭骨の上で組む（前頭骨に触れないようにしておく）。

　前頭骨の下角を内方に動かすと同時に、前頭骨に対してリフト動作を行う。

　両側性の障害の場合は左右に対して動作を行うが、片側性の

場合は障害側だけに実施する。

(写真 20・21・22)

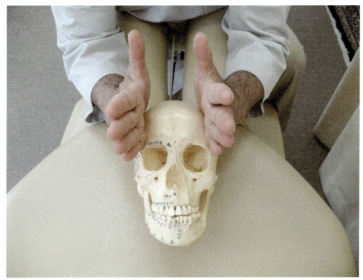

写真20

第 5 章　頭蓋骨障害の外傷性タイプ

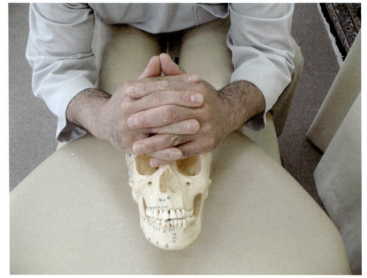
写真21

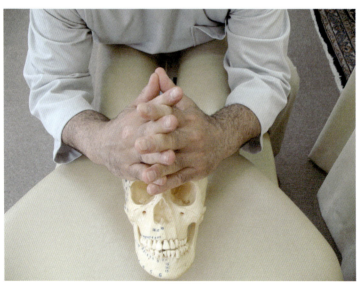
写真21

2）頭頂・側頭鱗タイプ
Parieto-Squamous Type

　このタイプの障害では、頭頂骨が下がって左右の側頭骨の鱗部に圧迫された状態である。この障害は両側性の場合、矢状縫合の中間点における局所的な外傷等によって起こる。片側性の場合は、矢状縫合の片側の右または左に対する外傷等によって起こる。側頭骨は代償を受け、また二次的には蝶形底部は屈曲障害を起してしまう。

　頭頂・側頭鱗結合部の触診、また矢状縫合の中間部の触診を行う事によって確認できる。片側の障害の場合は片側のみ、両側の障害の場合は両側を同時に行う。

(写真 23・24)

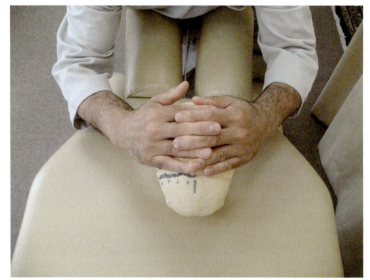

写真23

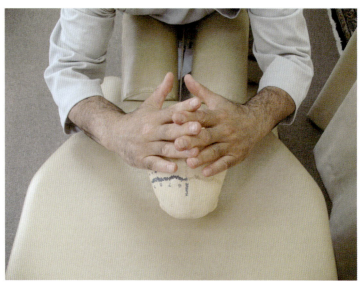

写真24

3）頭頂・前頭タイプ
Parieto-Frontal Type

　このタイプの障害は、矢状縫合および冠状縫合の結合部になんらかの局所的な外傷等によって起こる。この障害では後頭顆は環椎（第1頚椎）の関節面の後方に強いられた状態になり、後頭顆の位置は後頭環椎の伸展動作の制限が認められる。この障害も両側性と片側性があり、片側性の場合は、局所的な外傷等が右または左の矢状縫合に起こる。

　障害は、矢状縫合と冠状縫合との結合部に陥没した部位を見つかる事ができる。また、頭頂骨の前下角が外側の位置になる。

　治療にあたって、拇指球を頭頂骨の前下角に接触し、他の指を矢状縫合の上で組むようにする。接触部位を内方に緩やかな圧迫動作を行うと同時に、リフト動作を行う。

　後頭環椎障害は、オステオパシーの一般的な頚椎テクニックによってより減少する。

（写真25・26）

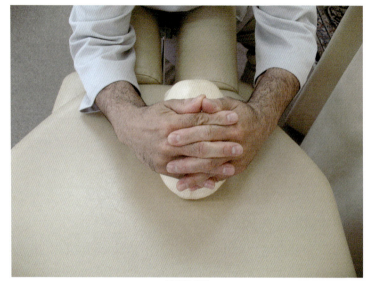

写真25

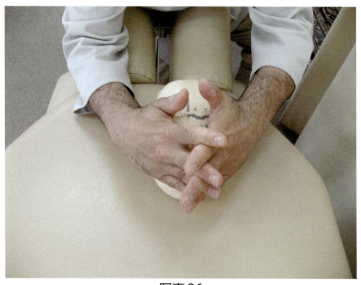

写真26

4）頭頂・後頭タイプ
Parieto-Occipital Type

　このタイプの障害は、矢状縫合のラムダ縫合との結合部でなんらかの局所的な外傷等によって発生する。

　外傷の力によって、むしろ後頭骨の基底突起の顆部（後頭顆）より深く環椎の関節面にも影響をおよぼす可能性があり、側頭骨の錐体部の外側回転変位を引き起こす事になる。

　この障害は両側性であるが起こる可能性もある。片側性の場合は、右側または左側の矢状縫合に局所的な外傷等によって発生する。その結果、環椎関節面において後頭顆の外側変位が起こる。またケースによって、片側の後頭顆は前方に、もう片側の後頭顆は後方になる場合もある。また、片側の側頭骨の錐体部は外側、反対側が内側変位を起す。

　このタイプの障害における基底部の変位またはフィクセーション（固着）は、頭蓋内膜（Intracranial membranes）の深刻な状態を示すもので、これは関連静脈ルート（後頭静脈孔）への影響があるとともに、脳脊髄液の活動（循環）を妨害し、様々な身体的機能異常や精神的な異常を引き起こす。

　このタイプの障害では、矢状縫合とラムダ縫合との結合部の異常とともに、結合部において、後頭骨が後方位置になる。また、側頭骨の乳様突起部の異常も認められる。

　治療としては、専門家に任せるべきである。治療はまず、第一に頭頂骨と後頭骨をチェックし、調整しなければならない。

写真 27 は施術の一例である。

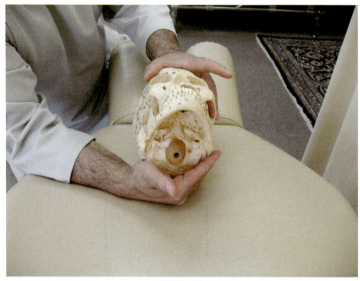

写真27

5）後頭・（側頭骨の）乳様突起タイプ
Occipito-Mastoid Type

　このタイプの障害は、後頭骨の下部における何らかの外傷等によって後頭骨の基底部の外側面が側頭骨の乳様突起関節面の外側の間に押し付けられた状態である。また、後頭骨の基底突起は蝶形骨との結合部の中に押し付けられ、同時に、側頭骨の錐体部は内方回転状態になっている。

　乳様突起との結合部において、後頭骨は上方状態になっていることを発見できる。両側性の場合は常に上方位置にあるが、片側性の場合は障害側だけが上方位置にある。

　このタイプの障害は、頭蓋内膜への深刻な結果をもたらすケースもある。この場合は関連静脈の内壁および脳脊髄液の波動に影響を起す。

　治療としては、後頭基底部を下方に移動させる動作を行う。片手のひらを後頭骨の上面に接触し、もう片方の手のひらを側頭骨の乳様突起部に接触し、左右の他の指をクロスさせる。クロスさせた指の運動を利用し、乳様突部をホールドしながら後頭骨を下方に移動させる。もう片方にも同じ動作を行う。

　このタイプの障害も専門家に相談した方が望ましい。

　(写真 28・29)

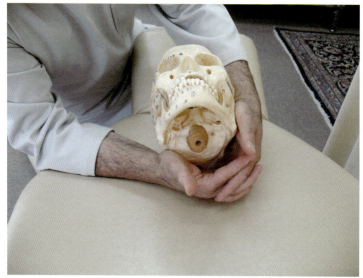
写真28

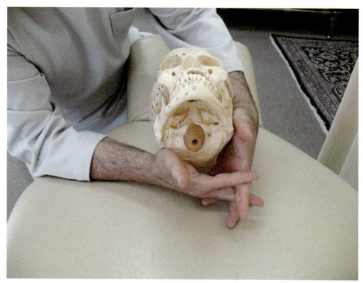
写真29

6）後頭・環椎タイプ
Occipito-atlantal Type

　環椎（第1頸椎）は、脊柱の骨であり、頭蓋の骨ではないが、後頭骨という頭蓋骨の極めて重要な骨と関節を形成しているため、頭蓋骨テクニックでもチェックの対象になる。事実、臨床上、後頭環椎関連の障害は環椎の純粋な障害ではなく、それは二次的に後頭基底突起部の回転変位によって起こるものである。要するに、片側が上方に傾き、もう片方が下方に傾いた場合は、環椎と関節を形成する後頭顆もこの上方と下方につられて移動する。その結果、後頭と環椎関節面との変位を引き起こす。
　後頭基底突起部の回転障害の治療は、常に環椎障害の正常化につながる。

7）片頭痛タイプ
Migraine Type

　片頭痛タイプは、外傷または反射によるものだと考えられる。どちらにしても、それは外傷性のタイプの徴候は反射性タイプと同じ傾向にある。
　純粋な片頭痛は、常に蝶形底の側方回転（sidebending rotation）障害を示す。これは触診によって立証できる。いつも頭蓋骨が片側では凹面になっていて、もう片側では凸面である。病歴においてはこのタイプの発生は頭蓋骨の局所的な外傷

によってまれである。主なケースの場合は若い時期における衝突、転落等は一般的である。それは後に、成長とともに頭蓋縫合の形成異常によって頭蓋骨の障害を起しやすくする。（イラスト16）

このタイプでは蝶形骨の大翼はロックされ、正常な動作をしない。

慢性のケースの治療では、可動性の回復が最大の課題となる。

治療には、第4章で紹介している蝶形底および錐体部のテクニックが適合される。

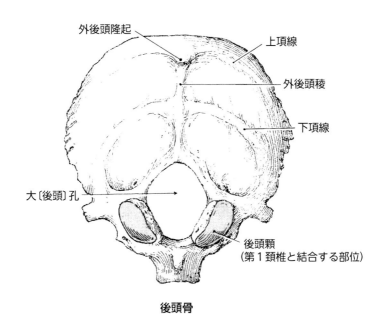

後頭骨

イラスト16

8）歯科学的外傷タイプ
Dental Traumatic Type

　歯科学的障害、即ち歯の様々な治療で発生する可能性がある頭蓋骨の障害は、サザーランド博士が当初から研究していた。歯科学的障害と頭蓋骨テクニックとの関係について、サザーランド博士は次のように述べている：

　――歯科医は独特な解剖学的な知識と顔面骨に対する熟練した構造的な歯科的手術を駆使するため、頭蓋骨テクニックとは無縁ではない。歯科学的な外傷タイプはオステオパシーとの組み合わせによって新たな可能性を生み出すことができる。――

　歯科学的なタイプは、側頭骨、蝶形骨および上顎骨と下顎骨の膜性結合のストレインまたは障害を含む。

　側頭骨の錐体は、歯科学的な障害側において、内方回転を引き起こす。

　蝶形骨の翼状突起は、上方および外方になって、上顎骨は上方、そして下顎骨は、側頭下顎結合部において歯列不正となる（噛み合わせが悪くなる）。

　下部の臼歯（molar）および知恵歯（wistom tooth）あたりを削るとき、またこのあたりの歯を、まっすぐ上方にリフトあるいは牽引せずに、内方に向かって力を入れて抜きとるときは、側頭下顎結合部の方向に側頭骨へ圧迫を加えることになる。同時に、反対側の下顎骨を強制的に回転または下方におとす。その結果、蝶形下顎靱帯にテンション（緊張）を与えてしまい、

また障害側において翼状突起を上方と外方に回転させてしまう。

　上部臼歯の抜去術を行っている間も、同側のテコ作用が活用される。即ち上顎を側面（外側）と下方へ回転させる。同じケースでは、翼状突起は外側に移動することことによって、下顎骨の筋突起（coronoid process）を巻き込んでしまう。下顎骨の筋突起を押し寄せるとともに側頭骨を内方にさせることによって、側頭下顎関節の変位を起して噛み合わせを悪くしてしまい、被蓋咬合（overbiting）の原因となる。

　このタイプの障害は、明らかにガッセル神経節（gasserian gangalion）および蝶形骨口蓋神経節（翼口蓋神経節）（sphenopalatine ganngalion）の正常な機能に影響を及ぼす。これは異常な神経インパルスを起して、顔面神経痛や三者神経痛性チックの発生と関係する。

　側頭骨の錐体部の内方回転は、エウスタキオ管（eustachian tube）の軟骨部に影響を及ぼす。これは明らかに耳の合併障害を引き起こすと解釈される。

　このタイプの場合は、障害側の頭蓋内膜のテンションが存在する。

　蝶形骨の外側変位、および上顎骨の下方変位、また眼窩腔内における蝶形上顎溝（sphenomaxillary fissure）の狭窄とともに海綿静脈洞（蝶形骨の横にある頭蓋腔）に導く眼窩静脈通路にある静脈ドレナージの障害を明らかに意味するもので、また結果として眼の病理を同じケースで引き起こされる。

蝶形骨上顎骨裂溝（spheno-maxillary fissure）（inferior orbital or sphenomaxillary fissure）は、ただ単に第5脳神経の眼神経枝の通路だけではなく、この裂溝の形態（異常等）によって眼窩は狭くなったり広くなったりすることがある。眼窩は関節窩のように組み合わせられた固体の骨のカップではないが、前頭骨、蝶形骨、上顎骨、頬骨、篩骨、口蓋骨および涙骨の結合によって構成されている。歯科学的外傷タイプの診断は、決して困難ではない。上顎骨の下方変位を調整しなければならない。

蝶形骨の翼状突起（pterygoid process）の上方および外側変位は、触診で確認できる。障害側における翼状突起は、反対側の翼状突起に比べて、上方にまた外側にあることを発見できる。(写真30)

蝶形骨の障害（変位）をリダクションするには、被検者に口を開けてもらい、術者は指を被検者の翼状突起に接触ししっかり保持する。術者の人差指に当たるまで被検者にゆっくりと口を閉じるように指示する。障害（変位）の度合いに応じてフィクセーションが解放されるまで被検者に口を閉じて動作を続ける。人差指でフィクセーションの緊張の解放を感じ取ったら、被検者にゆっくりと口を開けるように指示する。

蝶形骨の調整によって、上顎骨のフィクセーションも減少される。

完治するまでは、数ヶ月または1年間の定期的な施術を要する場合がある。

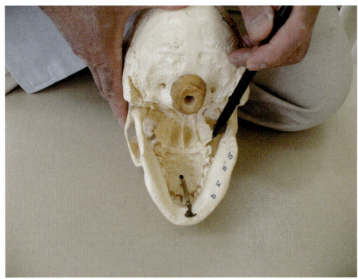

写真30

9）顔面骨タイプ

　顔面骨タイプ障害の大部分は、蝶形骨の障害と関係し、常に蝶形骨の調整に反応する。したがって、顔面の調整を行う場合は、最初に蝶形骨や蝶底部をチェックし、必要に応じてその調整をしなければならない。しかし、自動車の事故のように、多くの局所的な外傷が顔面骨に影響するもので、この場合は例外的に局所的なケアを行える。

　以下は顔面の各骨の障害を説明する。

○頬骨　The Malar Bone

　頬骨の障害は、しばしば歯列不正と発見される。障害側の頬骨は反対側の頬骨と比較することによって簡単に視診で確認できる。

　障害側の頬骨の外側および下方境界線は、内側変位を起こした場合は、眼窩縁が拡大し、顔面がゆがんで見える。この場合は、頬骨の側頭骨の頬骨突起とのやや斜めの結合部が正常ではない状態になっている。

　頬骨は眼窩の結合メカニズムの一部を含むため、その障害は眼にも影響する。

　頬骨障害の調整において、術者は片手のひらを頬骨の外側下方縁または真下に接触する。そして反対側の手のひらを前頭骨に接触する。両手の指を組み合わせ、頬骨の外側下方縁に対し

て外方および上方へリフト動作を行う。
 (写真 31・32・33)

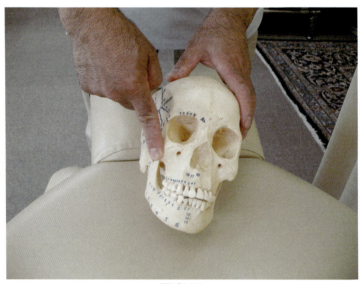
写真31

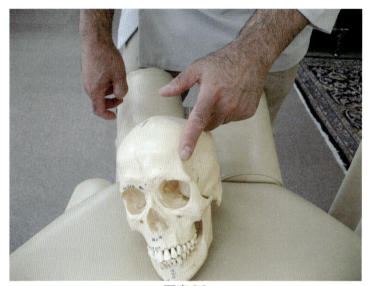

写真32

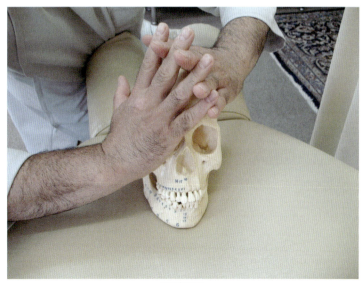

写真33

第5章 頭蓋骨障害の外傷性タイプ

○上顎骨　The Maxillae

　上顎骨の障害は、しばしば歯科学的な治療やその他の局所的な外傷によって起きる。またその結果として、鼻と後鼻部および咽頭障害引き起こされる。

　上顎骨のフィクセーションはいつも、下方および外方位置（変位）で発見される。さらに、上顎骨の鼻突起も内方に捻られることによって、篩骨の上方および中部甲介および下鼻甲介を圧迫する。

　上顎骨の位置異常によって、眼窩の蝶形上顎裂溝が狭くなり、眼動脈の静脈ドレナージまで影響が広がる。もっとひどいタイプの場合は、口蓋骨が捻られ、蝶形口蓋神経節が障害を受ける。さらに、神経の異常なインパルスの結果、眼、鼻、後鼻部、口内および咽頭部まで障害が広がる。

　障害には両側性と片側性のタイプがある。

　この障害の調整には、正確な診断と専門的な技術が必要である。障害の反対の方向、すなわち、上顎骨を内方および上方へ向かってリフトしてフィクセーションを解放する。

　口蓋骨は、蝶形骨と上顎骨との間に骨内メカニカル動作を整える役割をするため、治療にあたって、口蓋骨もチェックし、必要に応じて治療しなければならない。

○口蓋骨　The Palate Bone

口蓋骨の障害は、いつも上顎骨および蝶形骨の二次的な障害として現れる。口蓋骨のむしろ小さな部分が眼窩を構成する結合部を含むもので、眼の障害を訴えた時に考えるべきである。

障害は、術者の人差指の触覚によって、上顎こととの接合部に沿って確認できる。

調整には、被検者を座位にし、術者は人差指で上顎骨との接合部をしっかりとホールドし、患者に顔を前と後に倒すように指示する。

(写真34・35)

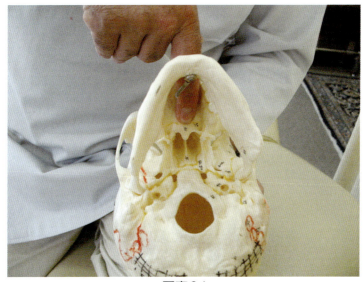

写真34

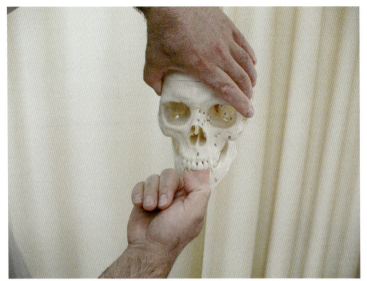

写真35

○篩骨　The Ethmoid Bone

篩骨自体は、頭蓋骨または頭蓋底に所属すると同時に、その甲介突起部は顔面骨に関係する。副鼻洞（sinus）において、甲介部（turbinates）は拡張状態にあると発見される。前頭篩骨結合部（fronto-ethmoidal articulation）もまた拡張していると状態にあるため、篩骨の正常な運動を固着（フィクセーション）してしまう。

篩骨には直接触れないので、間接的にそのフィクセーションを調整する。前頭骨における局所的なリフトテクニック、また上顎骨に対する下方への動作テクニックによって、前頭篩骨結合部のフィクセーションが解放される。

第6章
頭蓋骨テクニックの臨床例

　ここでは実際に頭蓋骨テクニックの対象となるいくつかの症例を紹介する。

●頭痛

　頑固な頭痛の場合は、様々な検査や治療法を試してなかなか良くならない。脳に腫瘍ができているのはないかと精神的に悩む方も少なくはない。脳に病的な疾患がない限り、頭蓋骨テクニックではほぼすべてのタイプの頭痛は改善される。

　頭蓋骨の最初の臨床は、頭痛に対しての対策であった。サザーランド博士は、多くの頭痛患者の側頭骨に変位があると発見した。そしてその調整によって多大な効果を発揮し、たちまちアメリカで評判となった。

　頭痛には様々なタイプがあり、多くのテクニックによってほぼほとんどのタイプに極めて良い効果が出る。

　臨床データでは、多くの場合、頸椎特に第一頸椎と後頭骨と

の結合部の変位によって血管が圧迫され、血流が悪くなって、脳細胞への酸素不足によるものである。その他、顎関節と側頭骨の変位、また蝶形骨と後頭骨との結合部の機能不全がある。

●耳の後ろから、首にかけて痛む

　この症例は、わりと非常に多く来院している。中でも、頭痛患者のように腫瘍ができていると思い込み、様々な病院でMRIなどの診断を受け、結果的に原因をわからない場合が多い。

　側頭骨の頭蓋骨テクニック的な変位とともに、下顎関節の変位を改善し、3回の施術で完全に症状が一次的に改善するケースが多い。

　このよう症例では、応急手当として、わずか3回の施術で症状が一次的に改善するが、側頭骨と腸骨、また下顎骨と股関節とのバランス調整し、定期的な施術を受けて安定させる必要がある。

●奥歯の痛み

　歯が痛くなると虫歯などの関係でほとんどの人が歯医者へ行くのは当たり前のことである。しかし、歯科の診察を受けても虫歯が発見されず、奥歯の痛みの原因がわからないことがある。このような症例が実際に良く見られる。

　この場合の原因は、下顎関節のズレである。下顎関節の特殊

な調整を行えばほとんど解消される。解消には個人差もあるが、たいていの場合は３〜５回の施術で痛みから解放される。

この症例の場合も、やはり食事の際、咀嚼運動を行うため、しばらくの間は安定するまで定期的な施術が薦められる。

●耳鳴り及びめまい

耳鳴り及びめまいの患者はしばしば頭蓋骨の施術を受けるのに訪れる。しかし、これらの症状をこじらせばこじらすほど、治りが遅くなってくる。

別の症状で、定期的に通ってくる患者さんの場合は、たまに耳鳴りやめまいを訴えることがある。この場合はわずか１、２回の施術で症状が完全に解消する。しかし、一般の方は耳鳴りやめまいにかかった時は、耳鼻科へ行って様々な検査をして、原因が判明しない場合は、さらに脳神経外科等の病院で様々な検査を行う場合が多い。

単に耳なりやめまいと言っても、様々なタイプのものがあり、脳梗塞によるめまい、耳鼻咽喉科（内耳の疾患等）関連による耳なりやめまいも少なくありません。当然、病院で検査を行うのは大切なことであるが、これらの症状の場合は意外にも病院で調べてもその原因がわからないことが多いです。また数週間や数ヶ月、また１、２年の経過すれば症状が慢性化してしまう。

いくつかの病院で様々な医学的検査を受けても、原因がはっきりしない場合は、頭蓋骨の側頭骨や顎関節および上部頚椎（第

1、第2頚椎）などの変位がある可能性が高い。

　そもそも、めまいというのは平衡感覚を司る三半規管に何らかの異常があって、引き起こされる症状であることに注目したい。

　人間の平衡感覚は、内耳の中にある平衡感覚センサーによって行われています。内耳は、側頭骨の内側にあり、その下半分が音を聞く部分と、上半分はバランスをとる部分（平衡感覚部分）である。そして平衡感覚部分にはリンパ液と平衡感覚センサーがある。

　オステオパシー医学の観点から言えば、側頭骨や顎関節などに変異が起こりますと、内耳部分のリンパ液と平衡感覚センサーの圧迫によって、耳なりやめまいが発生することがあると考えられる。

　実験では、平衡感覚部分のリンパおよび平衡感覚センサーに人工的に影響を与えると、その結果めまいが起こることが立証されている。というのは、氷水を片側の耳に入れれば、一時的に、平衡感覚とリンパ液の流れに異常が起こり、即座めまいが起こります。（絶対に実験しないこと）。

　耳石の移動もしばしばめまいを引き起こすことがある。耳石は小さな砂粒のようなもので、正常な場合は三半規管の付け根の耳石器の中に静かにしている。（**イラスト 17**）しかし、何らかの原因でこの耳石は三半規管の中に入ってしまえば、リンパ液を引っ張ってめまいを引き起こしてしまう。このような症状はわりと疲労が極端にたまっているときや、ストレスや仕事な

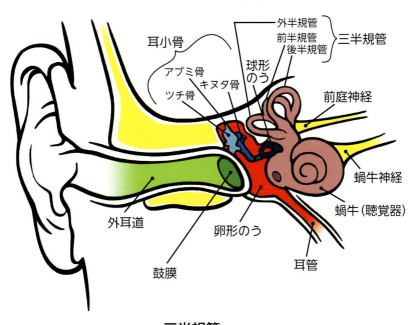

三半規管
卵形のうと球形のうを耳石器という。

イラスト17

どの関係で首と肩に負担がかかったときに引き起こしやすい。

耳石の移動が原因でめまいが起こった場合は、先ず疲労をさけ、直ぐに横向きになって（耳石が移動している側を下にする）30分休めば、耳石が元の位置に戻ってめまいが治まってくる場合がある。

耳石の移動は夏期に起こりやすく、また耳石の移動のはっきりした原因は解明されていない。しかし、夏期に起こりやすいことからビタミンB群の欠乏やミネラル不足との因果関係があると考えられている。

頭蓋骨テクニックにおいて、三半規管からの耳石の除去が可能である。頸部、特に第1、2頸椎の変位を正常に戻し、側頭骨の構造をチェックし、異常があれば調整する。耳石の移動の場合は側頭骨錐体部に小さな陥没が発見することができる。下顎関節の異常、頸部、さらに骨盤と自律神経と関係が深い脊柱の異常も正常に戻す必要がある。

また、最近、めまい・耳鳴りの多くは"ヘルペスウイルスが原因"という仮説もあり、抗ウイルス剤の投与によってめまいが治った例があると報告されています。ヘルペスウイルスというのは、我々の体内に存在するウイルスの一つで、身体の「抵抗力」が減少しますと、活発になって、口角等に炎症を起こすウイルスである。

ヘルペスウイルスだけではなく、風をこじらして内耳炎を起こし、メニエール病やめまい症状が現れることは稀なことではある。

身体の抵抗力が減退して様々な病気にかかるという学説は、オステオパシー医学の根本思想であるということは言うまでもない。しかし、なぜ、身体の抵抗力が減少するということは問題を考えなければならない。オステオパシー医学では、骨格の変位によって血管やリンパ管、神経が圧迫され、様々な病気にかかるとされている。一方的にウイルスだけを撃退しても、身体の構造にアンバランスがあれば、また病気にかかりやすくなってくる。

　施術法として、先ず側頭骨と密接なバランス関係にある骨盤の腸骨の変位を調べて正常に戻し、そして、頚椎および側頭骨の変位も注意深く検出して改善させれば、めまいや耳鳴りは解消することが多い。(イラスト１)

　結論として、耳なりおよびめまいは、はっきりした原因がなければ、発症してから２週間以内でしたら、個人差もあるが、ほとんどの場合は一週間以内に解消することが多い。しかし、発症して２週間以上経過した場合は、変位の慢性化により、２週間から３ヶ月以内に完全に解消したり、または症状の３分の１から５分の１位が残る。残りの症状の経過には波があり、定期的な施術によって、改善が期待される。

●頑固な肩こり

　肩こりには様々な病気が潜んでいる。頑固な肩こりの場合は、先ず病院で様々な身体検査を受けた方が良いと思われる。しか

し、原因不明の場合は、頚椎の変位や頭蓋骨との関連が高い。

　背中にある僧帽筋という大きくて広い筋肉は、第12胸椎から両肩のあの先端、また後頭骨まで伸びている（僧帽筋のイラスト）。この筋肉の深層部に、脊柱起立筋も存在している。これらの筋肉の起始部や停止部に異常が出ると、筋肉全体のアンバランスを招き、筋肉への血流障害などによって肩こり起こること多い。マッサージや一般的に整体術では一次的に解消しても、根本的な原因が解消しない限り、繰り返し現れてくる。

　特に女性の場合は、ハイヒールを履く関係、また骨盤内にある子宮などの関係で、仙骨の歪みと関係している。仙骨の歪みが後頭骨の歪みを生じ、さらに僧帽筋や脊柱起立筋及び首にある項靭帯のねじれを引き起こしてしまう。オステオパシー医学の骨盤及び頭蓋骨テクニックで適切な手当を行うことによって頑固な肩こりは解消することが多い。

●顔のゆがみ及び小顔

　最近テレビやマスコミで、顔のゆがみや小顔矯正の特集が目立つ。しかし、その矯正法のほとんどがデタラメの極めて危険な方法であり、オステオパシー医学本来の頭蓋骨テクニックの理論と理念とはかけ離れている。というのは、頭蓋骨の構造を知らずに極めて強い力で顔面を押し込んだりするので、重大な後遺症を招くことになる。実際にそのような乱暴な施術を受けて、体調を崩して精神的な疾患を起こした数人の患者が、私の

施術所に相談に来たことがある。

　頬骨や鼻骨等の顔面に押込むような乱暴な矯正を行うと、その下部にある篩骨及び蝶形骨低部に障害を起こしてしまう。オステオパシー医学頭蓋骨の臨床データでは、統合失調症及びうつ病のような精神疾患の大半の場合は篩骨や蝶形骨低部に異常がある。

　そもそも、顔面骨のゆがみは一回の施術で劇的に変化するものではない。患者の顔面のゆがみを各年齢ごとに写真でチェックし、その原因を突き止めなければならない。

　顔面のゆがみの原因は、以下のいくつかの原因によって引き起こされる。

1）生まれつきなのか？
2）打撃などによって起きたのか？
3）長年の咀嚼運動によるものなのか？
4）その他の病気の原因によるものなのか？
5）姿勢の悪さや骨盤帯によって引き起こされているのか？

この項目は非常に重大な問題であるため、各原因についてやや詳しく説明することにする。

1）生まれながらの顔面のゆがみは、各年齢層の写真を見ればすぐ判断できる。この場合は、患者の年齢が低いほど顔面のゆがみが改善する可能性が高い。顔面の骨と各骨

の愛座位にある縫合（結合部）は十代でほぼ骨化してしまい、その弾力性もだんだん硬くなってしまう。蝶形骨の低部と後頭骨の間の結合部だけが、25歳で固まってしまう。しかし、固まったと言っても呼吸による独特な反応は存在する。

頭蓋の各部位を注意深く触診し、その原因を慎重に探っていけば、かなりの効果が期待される、無論この場合も決して乱暴で局所的な調整ではなく、総体的なバランスを考慮しながら副作用を最小限に抑えながら調整を行う。ただ、まれにある頭蓋骨の奇形は、手技ではなく、専門の外科医の治療を要する場合もある。

2）打撃による顔面のゆがみも、患者の事故などの経歴を探って行けば判明できる。多くの場合は、子供の後頭部や顔面を平手で殴ると、頭蓋屋顔面のゆがみにつながってしまう。また、交通事故やケンカなどによる頭蓋や顔面部のゆがみも決してまれなことではない。

この場合も早い手当法を行えば改善する可能性が高い。

3）顎関節や咀嚼筋等も顔面のゆがみと関連している。下顎には側頭下顎靭帯等が付着しているので、長年、顎の片側だけで食事を咬むと、側頭骨や顔面への影響がある。このケースも患者の下顎及び顔面の左右の触診をすれば判明する。適切な調整と指示のもとで、改善されることが多い。

4）その他の病気というのは、肺や蓄膿症のような、鼻の構

造に影響を与える疾患があげられる。鼻の構造に異常があれば、顔面のゆがみを引き起こすことが多い。原因の解消が重要な課題となる。

5）姿勢の異常も顔面骨の異常を引き起こすことがある。臨床データでは、側湾症のほとんどの場合は、円蓋や顔面骨のゆがみもある。側湾症の場合は、脊柱起立筋および僧帽筋などの機能構造に異常がある。これらの筋肉は後頭骨まで付着しているので、後頭骨のゆがみや緊張によって、蝶形骨との結合部や周囲の骨にも影響を及ぼす。この場合は、側湾症の治療も重要な課題となる。

その他、骨盤（腸骨、仙骨）の変位によって頭蓋骨のゆがみが起こったのか？　この場合も各年齢の写真を見れば大腿の施術効果を判断できる。

●下顎関節症

　下顎関節の異常とりわけ下顎関節症の治療は、オステオパシー医学の頭蓋骨テクニックではかなり研究の対象にされていて、その改善率もかなり高い。側頭骨との絡み合いや咀嚼筋との関係を考慮しながら包括的な手当法が大切である。

　顎関節不具合の一次的な解消法は、わりとわずか３回ほどの施術で解消させる。しかしながら、身体との総合的なバランスを考えると長期的に予防的な施術歯必要となるケースもある。

[参考と引用文献]

1）オステオパシー医学頭蓋骨テクニック総覧／S・パリッシュ著／たにぐち書店刊／2007 年
2）オステオパシー医学頭蓋骨テクニック概論／S・パリッシュ著／たにぐち書店刊／2008 年
3）オステオパシー医学頭蓋骨テクニック上巻／S・パリッシュ著／たにぐち書店刊／2002 年
4）オステオパシー医学頭蓋骨テクニック下巻／S・パリッシュ著／たにぐち書店刊／2002 年
5）オステオパシー医学概論／S・パリッシュ著／たにぐち書店刊／2004 年
6）The Cranial Bowl W.G. Sutherlan ／ Free Press Company 1939
7）The Cranial Bowl W.G. Sutherlan ／ Published as an aid to continued cranial study 1944

〈著者略歴〉
S. パリッシュ サーバッジュー（SAEED. SARVATJOO）

1980年来日、日本語を名古屋の南山大学で学ぶ。日本武道医学の創始者中山清先生に師事し、その研究と努力が師に認められ、二代目を受け継ぐ。社団法人 日本武道医学会代表理事。
世界各地で行われている各種伝統医学、手技医学を調査、研究し、武道医学の他、特にオステオパシー及びカイロプラクティックの研究が深い。日本少林寺武道専門学校・師範科卒。

■主な著書：
『武道医学入門・武道整体』ベースボールマガジン社
『臨床武道医学・武道整体医法（続編）』ベースボールマガジン社
『武道医学極意・活殺法の秘奥』ベースボールマガジン社
『カイロプラクティックSOT臨床マニュアル』東京フィットネス学院
『イブン・シーナーの医学規範（整骨編）日本語訳』日本武道医学会発行
『ユーナニ医学』ベースボールマガジン社
『護身術入門』KKロングセラース
『裏・護身術』壮神社
『オステオパシー医学手技テクニック』全三巻（書籍とビデオ）たにぐち書店
『オステオパシー医学四肢テクニック』全二巻　たにぐち書店
『オステオパシー医学概論』たにぐち書店
『オステオパシー医学頭蓋骨テクニック』全二巻　たにぐち書店
『オステオパシー医学頭蓋骨テクニック総覧』たにぐち書店
『オステオパシー医学頭蓋骨テクニック概論』たにぐち書店
『オステオパシーセミナービデオ』全二巻　たにぐち書店
『整体概論』たにぐち書店
『オステオパシー医学入門』たにぐち書店
その他、私家版多数

■連絡先：
〒180－0006　東京都武蔵野市中町1－29－4　日本武道医学専門学院
http://www.budoigaku.org
TEL：0422－53－5100

生命のスパークとタクティル・センス
Spark of Life and Tactile Sense

オステオパシー頭蓋骨テクニックへの誘い
An Introduction to the Osteopathic Cranial Technic

2015年11月25日　第1刷発行

著　者　S. パリッシュ　サーバッジュー
発行者　谷口　直良
発行所　㈱たにぐち書店
　　　　〒171-0014　東京都豊島区池袋2-69-10
　　　　TEL. 03-3980-5536　FAX. 03-3590-3630
　　　　http://t-shoten.com　　http://toyoigaku.com

落丁・乱丁本はお取替えいたします。